Q&A方式

高知大学医学部附属病院の最新治療がわかる本

高知大学医学部附属病院 編著

バリューメディカル

刊行にあたって
本書を手にした皆さまへ

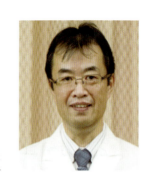

高知大学医学部附属病院長　横山　彰仁（よこやま あきひと）

　本書では高知大学医学部附属病院の医師がQ&A（質問とその答え）の形式で、病気の標準的な治療の解説のほか、当院の先進的な医療についても紹介しています。すべての疾患を網羅しているわけではありませんが、皆さまに有用かつ正確な情報を提供できるのではないかと自賛しているところです。

　特別な治療を求めてわざわざ都会の有名病院に行かれる患者さんもおられます。当院からもご希望に合わせてご紹介していますが、実はその治療の多くは当院でもなされているものです。現代医療においては「標準化された治療」がキーワードとなっており、特定の病院でしかできない、かつ有効性が確認された治療というのはほとんど第一選択にはなりません。このような標準治療は専門医制度で裏打ちされており、当院は各分野の専門医を多数擁し、ほぼすべての主要な専門医制度の認定病院となっています。

　もちろん、本書でも紹介している標準的でない"先進的治療"や"未来治療"も魅力的かつ重要です。ただし、それらの有効性は確立しているのか、試験段階、はたまた準備段階なのかなど、知識や情報こそが大切だと思います。インターネットの時代にありながら、広告のような情報が氾濫し、質の高い情報が逆に得にくくなっています。本書はできるだけ平易な言葉で解説していますので、ぜひ、最後までご覧いただきたいと思います。

　さて、当院の特徴は何と言っても医学部附属病院であるという点です。診療は将来の医療を担う医師・看護師の養成のために模範となるものでなければなりません。各自に未来の医療を切り開く意欲がなくては医科大学の看板が泣くというものです。当院では難治性疾患の患者さんも多く、特に手術を行う外科系分野では、他大学と比較しても難度の高い手術を多数行っています。

　また環境面でも、若い医療従事者が医療の素晴らしさを学び、医療の可能性を実感できる学びの場所でなくてはなりません。そのために医療機器や診療環境も最高のものを計画的に更新しており、2015年4月には新病棟も開院します。患者さん一人あたりの床面積が拡大されますし、脳血管や心臓血管系の救急診療に十分に対応できるように救急部の充実やヘリポートの設置などさらに環境が大きく改善します。

　今後、当院は四国の大学附属病院として、また健康長寿日本一を掲げる高知県の「おらんくの大学病院」として、さらなる高みを目指し、引き続き皆さまに高度医療を提供していく所存です。皆さまのご理解とご支援をお願いして、ご挨拶とさせていただきます。

2015年1月

本書の活用法

- 本書は、高知大学医学部附属病院で行われている数多くの診療の中から、12のカテゴリー別で62項目を選び、Q&A形式で当院の最新治療について分かりやすく紹介しています。

- 診断・検査、治療方針、治療の内容と特色、治療後の経過などを、一連の流れに沿って、具体的に分かりやすく解説しています。

- いま、あなたが受けている治療が標準的な治療であるのか、先進的な治療法とはどんなものなのかを知りたいときに本書を活用してください。

- 疾患の内容、医療用語、検査用語などを、できる限り分かりやすく説明をしていますので、病気のことをより詳しく知りたいときに本書を活用してください。

- 本書は、Q&A形式で実際の治療法を解説していますので、一般の方から医療関係者、医学生、看護学生などの医療従事者まで役に立つ実用書です。

高知大学医学部附属病院の Q&A方式 最新治療がわかる本 ——もくじ

刊行にあたって —— 本書を手にした皆さまへ　　病院長　横山彰仁 …………… 2
本書の活用法 ……………………………………………………………………… 3

高知大学医学部附属病院の先端医療　　9

1	Q HEMSを用いた乳がんのセンチネルリンパ節生検とは？　乳腺・内分泌外科　准教授　杉本健樹 …	10
2	Qロボット手術って、何ですか？　泌尿器科　准教授　井上啓史 ……………	12
3	Qがんを免疫で治す？　免疫学　教授　宇高恵子 ……………………………	14
4	Q脳卒中の最新治療には、どんなものがありますか？　脳神経外科　講師　政平訓貴 ……	16
5	Q心房細動とは？　老年病・循環器・神経内科　助教　弘田隆省 ……………	18
6	Q「体の中が透けて見える!?」高知大学発の新しい手術支援技術とは？ 　　外科・呼吸器外科　講師　穴山貴嗣 ………………………………………	20
7	Q骨転移の痛みで困っています。最新の治療法はありますか？　整形外科　講師　川﨑元敬 …	22
8	Q子どもの健康は、お母さんのお腹の中にいるときから始まるのですか？ 　——エコチル調査とは　環境医学　教授　菅沼成文 ………………………	24
9	Q臍帯血幹細胞による脳性麻痺治療って？　産科婦人科　教授　前田長正 ……	26
10	Qインターベンショナル・ラジオロジーによる低侵襲治療とは？　放射線科　教授　山上卓士 …	28

高知大学医学部附属病院の概要 ………………………………………………… 30

高知大学医学部附属病院の最新治療　　31

脳の病気

1	Q頭の手術でナビ!?　脳神経外科　助教　野中大伸 ………………………	32
2	Q脳腫瘍の患者さんに目が覚めたままで手術するのですか？　脳神経外科　教授　上羽哲也 …	34
3	Qパーキンソン病について教えてください　老年病・循環器・神経内科　助教　大﨑康史 ……	36
4	Q最近話題の新型認知症とは、どんな認知症ですか？　老年病・循環器・神経内科　教授　古谷博和 …	38
5	Q若年性認知症は、最近増えていますか？　精神科　講師　上村直人 ……………	40

| 6 | Qうつ病はどんな病気ですか？ 精神科　助教　土居江里奈 | 42 |

心臓の病気

7	Q歩いたら息切れがするんですけど？ 老年病・循環器・神経内科　助教　久保 亨	44
8	Q"胸が痛い""胸が苦しい"などの症状を感じていませんか？ 　狭心症・心筋梗塞症の可能性があります！ 老年病・循環器・神経内科　助教　谷岡克敏	46
9	Q動脈瘤って、どんな病気なの？　治療はどうするの？ 外科・心臓血管外科　助教　山本正樹	48
10	Q心臓や血管の手術は、怖いです。大丈夫でしょうか？ 外科・心臓血管外科　教授　渡橋和政	50

消化器の病気

11	Q開胸しない食道がんの胸腔鏡手術って、どんな方法なの？ 上部消化管外科　助教　北川博之	52
12	Q早期胃がんで発見できると、お腹を切らないで治るって本当ですか？ 　　消化器内科　医員　羽柴 基　消化器内科　助教　森澤 憲	54
13	Q大腸がんの治療法は進歩していますか？ がん治療センター　部長　小林道也	56

生活習慣病・肝臓・膵臓・腎臓の病気

14	Q糖尿病は、治りますか？ 内分泌・糖尿病内科　助教　高田浩史	58
15	Q脂肪肝は、どんな点に注意したらいいですか？ 消化器内科　講師　小野正文	60
16	Qウイルス肝炎の治療のポイントは？ 消化器内科　准教授　岩﨑信二	62
17	Q腎臓病はどのように診断し、治療をするのですか？ 　腎臓・膠原病内科　講師　堀野太郎　腎臓・膠原病内科　教授　寺田典生	64
18	Q関節リウマチは治るのですか？ 腎臓・膠原病内科　助教　谷口義典	66
19	Q肝臓がんの外科治療には、どんなものがありますか？ 肝胆膵外科　教授　花﨑和弘	68
20	Q膵臓がんの外科治療には、どんなものがありますか？ 肝胆膵外科　教授　花﨑和弘	70

泌尿器の病気

| 21 | Q前立腺がんに対する小線源治療って、どんな治療ですか？ 泌尿器科　助教　蘆田真吾 | 72 |
| 22 | Qがんの蛍光診断って、何ですか？ 泌尿器科　准教授　井上啓史 | 74 |

呼吸器の病気

23 Q 肺の異常を調べる気管支鏡検査は、どんな検査ですか？
血液・呼吸器内科 医員 荒川 悠　血液・呼吸器内科 助教 大西広志 ……… 76

24 Q 喘息とCOPDの最新治療を教えてください
血液・呼吸器内科 医員 穴吹和貴　血液・呼吸器内科 助教 宮本真太郎 ……… 78

25 Q 禁煙したい…禁煙してもらいたい…でも出来ない…。
そんなとき、どうしたらいいですか？　総合診療部 助教 北村聡子 ……… 80

26 Q 肺がんの個別化治療って、何ですか？　血液・呼吸器内科 准教授 窪田哲也 ……… 82

整形外科の病気

27 Q 変形性膝関節症の痛みを和らげるには、どうすればいいですか？　整形外科 医員 阿漕孝治 … 84

28 Q 脊椎手術も小さな傷で受けられますか？　整形外科 助教 喜安克仁 ……… 86

眼・耳鼻咽喉・皮ふの病気

29 Q 加齢黄斑変性の最新治療法とは？　眼科 助教 松下恵理子 ……… 88

30 Q 網膜硝子体手術とは、どんな手術ですか？　眼科 助教 多田憲太郎 ……… 90

31 Q 緑内障の治療法とは？　眼科 助教 中平麻美 ……… 92

32 Q いびきから病気になることがあるのですか？　耳鼻咽喉科 講師 小森正博 ……… 94

33 Q 家族が脳卒中になった後、むせて食事を食べられなくなりました。
食べられるようになりますか？　耳鼻咽喉科 教授 兵頭政光 ……… 96

34 Q まったく聞こえない患者さんが人工内耳で聞こえるようになりますか？
耳鼻咽喉科 准教授 小林泰輔 ……… 98

35 Q 薬の使用中に発疹が出てきました。薬疹という副作用ですか？　皮膚科 医員 若嶋千恵 … 100

36 Q 乾癬は、注射で治りますか？　皮膚科 講師 中島英貴 ……… 102

37 Q 痤瘡瘢痕は治りますか？　皮膚科 医員 石黒麻友子 ……… 104

女性と子どもの病気

38 Q 妊娠していますが年齢が40歳で胎児の染色体異常が心配ですが？
産科婦人科 講師 池上信夫 ……… 106

39	Q 極低出生体重児の治療って？　周産母子センター　助教　三浦紀子 ･･････････ 108
40	Q RSウイルス感染予防──シナジス®投与とは？　小児科　講師　松下憲司 ･･･････ 110
41	Q 小児外科とは、どんな科ですか？　小児外科　助教　坂本浩一 ･･････････････ 112
42	Q 乳がんで失った乳房を取り戻せるって、本当ですか？ 　　形成外科　医員　久保麻衣子　形成外科　講師　栗山元根 ･････････････････ 114
43	Q 子宮がん検診で異常を指摘されました。どうすれば、いいですか？ 　　産科婦人科　助教　國見祐輔 ･･･ 116

血液の病気

| 44 | Q 骨髄移植って、大手術ですか？　血液・呼吸器内科　講師　池添隆之 ･････････ 118 |
| 45 | Q エイズは、死ぬ病気ですか？　総合診療部　准教授　武内世生 ･････････････ 120 |

放射線科

| 46 | Q 放射線って怖いですよね？　放射線治療を受けても大丈夫ですか？
　　放射線科　医員　髙橋政雄 ･･･ 122 |
| 47 | Q PET-CT検査って、どういうもの？　放射線科　医員　西森美貴　放射線科　講師　野上宗伸 ･･･ 124 |

歯の病気

48	Q 家族に口臭を指摘されましたが、病院へ行ったらよくなりますか？ 　　歯科口腔外科　講師　笹部衣里 ･････････････････････････････････････ 126
49	Q 歯周病と全身の病気とは関係があるのですか？　歯科口腔外科　医員　仙頭慎哉 ･････････ 128
50	Q ナノテクノロジーと歯科医療の関係とは？　歯科口腔外科　助教　吉澤泰昌 ･･････････ 130

看護・薬

| 51 | Q 看護のポリシーって？　看護部長　楠瀬伴子 ･･････････････････････････････ 132 |
| 52 | Q 薬剤部の役割とは？　薬剤部長　宮村充彦 ･･････････････････････････････ 132 |

院内紹介　133

1	院内地図	134
2	診療科案内（組織図）	136
3	診療の上手な受けかた／かかりつけ医について	137

索引（巻末）

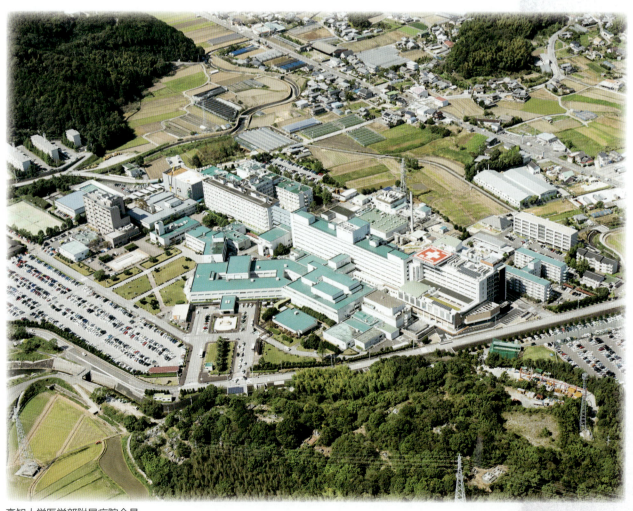

高知大学医学部附属病院全景

Kochi Medical School Hospital

高知大学医学部附属病院の先端医療

Q.1 HEMSを用いた乳がんの センチネルリンパ節生検とは？

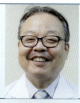

乳腺・内分泌外科　准教授
杉本 健樹（すぎもと たけき）

Q 腋窩リンパ節郭清とセンチネルリンパ節生検って、何？

A 乳がんが最も転移しやすい場所は腋の下（腋窩）のリンパ節です。腋窩リンパ節への転移があるかないか、ある場合は何個転移があるかが、将来の転移や再発の危険性を予測する上で非常に重要な因子です。かつては腋窩リンパ節を周囲の脂肪とともに広く切り取る手術（腋窩リンパ節郭清）が行われていましたが、手術後に腕がむくむ（リンパ浮腫）、腕が挙げにくい、二の腕の内側がしびれるといった不快な症状が残ります。

そこで、リンパ節転移の有無を正確に診断し、転移がない場合は腋窩リンパ節郭清を避けるために、センチネル（見張り）リンパ節生検という方法が考案され、現在では広く行われるようになっています。センチネルリンパ節とは、乳房から最初にリンパの流れを受けるリンパ節（図）のことで、小さな傷でこのリンパ節を摘出し、転移がなければ腋窩リンパ節郭清を避けることができます。

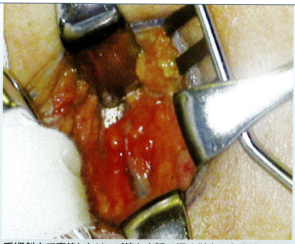

手術創内で青染したリンパ節を肉眼で探す従来の色素法によるセンチネルリンパ節生検

写真1　センチネルリンパ節生検（色素法）

Q HEMSを用いた乳がんのセンチネルリンパ節生検の特色は？

A センチネルリンパ節を見つけ出す方法（同定法）には、放射線同位元素（RI）を粒子に付けて乳がんや乳輪の周囲に注入して、体外から放射能の検知器の音を頼りに探すRI法と、色素を注入して創内で青く染まったリンパ節を目で探す色素法（写真1）の2つの方法があります。RI法は放射線管理区域を持つ特定の病院でしかでき

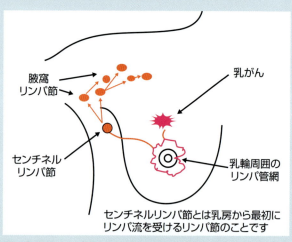

図　乳房のリンパ流とセンチネルリンパ節

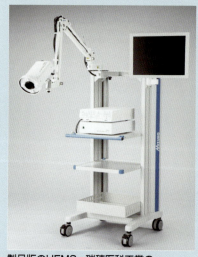

製品版のHEMS。瑞穂医科工業の資料から転載

写真2　HEMS（ハイパーアイメディカルシステム）

Kochi Medical School Hospital
高知大学医学部附属病院の先端医療

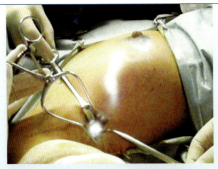
乳房から腋窩に向かうリンパ管を体表から確認し、センチネルリンパ節が同定できます

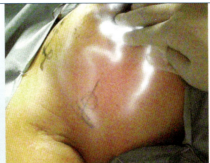
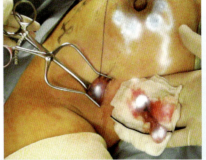
腋窩に向かう2本のリンパ管を確認して、センチネルリンパ節を2個同定しました

写真3　HEMSによるセンチネルリンパ節生検　　写真4　リンパ管が複数ある場合(HEMSで)

ず国内ではあまり普及していませんし、色素法は簡便で広く普及していますが、体外からセンチネルリンパ節のある場所を推定できないため同定率が低いという短所があります。

　高知大学医学部ではRIを使用せずに体外からリンパの流れとセンチネルリンパ節を視認して、確実にセンチネルリンパ節を同定できる特殊なカメラハイパーアイメディカルシステム (HEMS／Hyper Eye Medical System) を開発し、商品化に成功しました (写真2)。HEMSはカラー画面に肉眼では見ることのできない近赤外線を描出できるカメラシステムです。近赤外線は透過性が高いため、体内にあるリンパ管や血管の流れを皮膚や皮下脂肪を通して体表から見ることができます。

　センチネルリンパ節生検に使われているインドシアニングリーン (ICG) という色素はこの近赤外線を発するため、HEMSを用いることで、体表からリンパ流を視認でき、簡便で正確にセンチネルリンパ節を同定することができます (写真3)。特に、腋窩へのリンパ管が複数ありセンチネルリンパ節も2個以上ある場合でも、それぞれを見逃すことなく同定することができる (写真4) など、検知音頼りのRI法や創内で青染したリンパ節を探す色素法に比べ、より正確な同定が可能です。

　当院でもセンチネルリンパ節生検を開始した当初4年間は、色素法のみで113人の乳がん患者さんに行い、センチネルリンパ節を見つけることができたのは104人 (同定率92.0%) でした。2007年4月にHEMSを導入してからは、乳がん患者さん570人のセンチネルリンパ節生検に行い全員でセンチネルリンパ節の同定に成功しています (同定率100%)。

　HEMSは見えない光 (近赤外線) を可視化することで、体内のリンパ管やリンパ節を体表から視認することができ、簡便で正確性の高いセンチネルリンパ節生検を可能にした画期的なカメラシステムです。

まとめ

1. 乳がんの治療を適正に行うには、腋窩リンパ節転移の正確な診断が必要です。
2. センチネルリンパ節生検は術後の不快な症状を少なくして、腋窩リンパ節転移を診断できる方法です。
3. 高知大学で開発されたHEMSは、放射線を用いずに確実にセンチネルリンパ節を見つけ出せる画期的なカメラシステムです。

Q.2 ロボット手術って、何ですか？

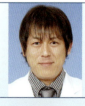

泌尿器科　准教授
井上 啓史
いのうえ　けいじ

Q ロボット手術って？

A 手術者が直接、患者さんやその臓器に触れることなく、ロボットを操作して行う高精度の手術のことです。決して、ロボットが自発的、自動的に手術を行うものではありません。

　現在、日本では、ダビンチ外科手術システムという内視鏡手術支援ロボットが臨床の現場で使われています。ダビンチは、ペイシェントカート（ロボット部）、サージョンコンソール（執刀医の操作台）、ビジョンカート（助手用のモニター）の三つから構成される外科手術システムです（写真1）。ロボット部の、先端には鉗子やメスなどを取り付けるロボットアーム3本と内視鏡カメラが装着されるアーム1本があります。

　一般的に行われる内視鏡手術と同様、患者さんの体に直径約1cmの穴をあけ、3本のロボットアームと内視鏡カメラを挿入します。手術者は、ケーブルでつながった執刀医の操作台に座り、映し出される内視鏡画像を見ながら遠隔操作でロボットアームの先端の鉗子を動かして、切除や縫合などの手術操作を行います（写真2）。

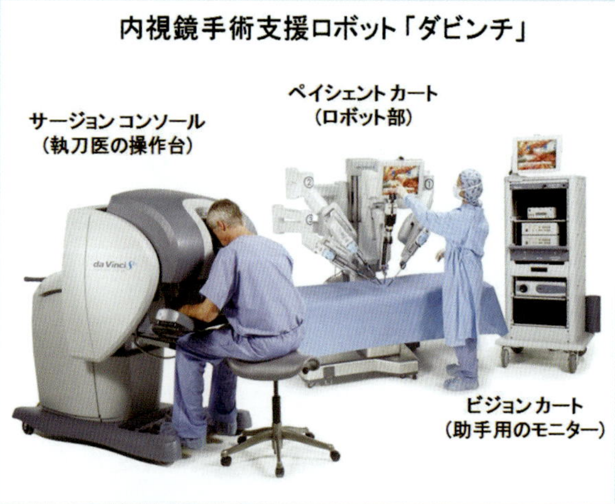

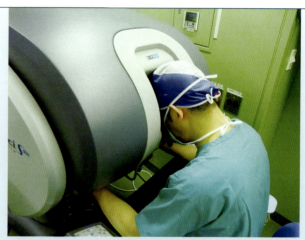

写真2　手術者は操作台の内視鏡画像を見ながら、ロボットアームを介して手術を行います

Q 何がすごいのですか？

A ダビンチによる手術がどのようにすごいのかを説明しましょう。まず執刀医は、デジタルハイビジョンによる拡大された3次元立体の鮮明な映像として、体内の手術部位を見ることができます。また、ダビンチで使われている鉗子は、多関節機能という人間の手ではまねのできない角

写真1　内視鏡手術支援ロボット「ダビンチ外科手術システム」の構成を示しています

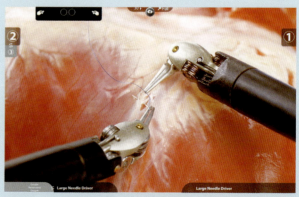

写真3　3次元立体的で、より鮮明な拡大視野で、自在に精密な鉗子動作が可能です

高知大学医学部附属病院の先端医療

度に動かすことができる機能を持っています。

　加えて、実際の操作で3cm動かしても、体内では1cmの動きに補正する縮尺機能や手振れ防止機能なども有しており、精密な作業を自然な操作感で行うことができます（写真3）。

　このようにダビンチを使って手術を行うということは、一般的な腹腔鏡下手術と比べて、執刀医に負担が少なく、開放手術と同様の自在な操作を安全にストレスなく行うことができます。

　このことは、そのまま患者さんに還元されることになります。開放手術と比べて傷が小さく、腹腔鏡下手術より低侵襲な手術となり、合併症のリスクも少なく術後の回復が早く、入院期間も短く早期の社会復帰が可能になります。

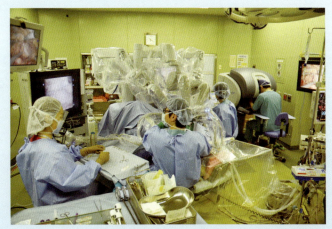

写真4　2012年10月29日、前立腺がんに対するロボット手術を開始しました

Q どんな病気に使えますか？

A　当院では、腹腔鏡下手術の認定施設として手術実績もあり、さらに日本でロボット手術の保険適用が唯一認められている「前立腺がんに対するロボット支援腹腔鏡下前立腺全摘除術」から始めています（写真4）。そのほか、「膀胱がんに対するロボット支援腹腔鏡下膀胱全摘除術」や「小さな腎がんに対するロボット支援腹腔鏡下腎部分切除術」なども保険適用外として行っています。今後、外科領域や婦人科領域の手術へ適応を広げていく予定です。

まとめ

1. ロボット手術とは、内視鏡手術支援ロボットを操作して行う手術です。
2. ロボット手術によって、より低侵襲で、高精度な手術が可能となりました。
3. 前立腺がんは、ロボット手術の良い適応です。
4. 当院では、ロボット手術を実施しています。

Q.3 がんを免疫で治す？

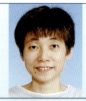

免疫学 教授
宇高 恵子（うだかけいこ）

Q 腫瘍細胞を見つけて殺す T細胞の働きとは？

A 悪性腫瘍は遺伝子変異の結果、増殖の制御が効かなくなるばかりか、ほかの臓器に転移して機能を妨げます。手術や放射線で完全に腫瘍を取り除ければ完治しますが、転移が起こると、抗がん剤やホルモン療法といった全身的な治療が必要となります。免疫細胞は全身をめぐり、侵入した病原微生物を除去するほか、異常をきたした自己の細胞に自発的な細胞死を誘導して健全な体を維持しています。

そこで、免疫細胞に腫瘍細胞を殺させられないか、というアイデアはありましたが、一昔前まで免疫細胞は自己の成分は攻撃しないと思われていました。ところが、腫瘍を見つけて殺すT細胞が見つかり、それらが腫瘍抗原（しゅようこうげん）由来のペプチドを認識することが明らかになって、腫瘍を攻撃するT細胞を増やすペプチド免疫療法や樹状細胞療法の開発が始まりました。

さらに、T細胞が腫瘍細胞を殺すか自己の細胞と認

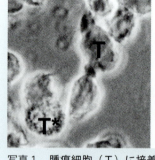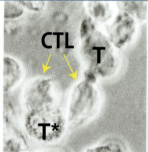

写真1 腫瘍細胞（T）に接着し、殺しているCTLと死につつある腫瘍細胞（T＊）

識して殺すのをやめるかの意思決定にブレーキ役として働く分子の機能を妨げて、自己の腫瘍細胞であっても、ためらうことなく殺せるようにする免疫チェックポイント阻害剤の臨床効果が明らかになり、ここ数年で世界の免疫療法の潮流は大きく変わりました。

Q ペプチド免疫療法って？

A 当院では、腫瘍細胞を殺す細胞傷害性T細胞（CTL）を増やす免疫療法を開発しています。腫瘍細胞では、細胞の増殖・分裂に必要なタンパク質などが大量に作られ、それが腫瘍の目印としてCTLに認識されます。体細胞では、ヒト白血球抗原（HLA）class I 分子が作られています。HLA分子は、細胞が合成しているタンパク質が分解される途中にできるペプチド（アミノ酸が連なったもの）を結合して細胞表面に持ち出し、CTLにペプチドを見せる抗原提示という仕事をしています。腫瘍抗原を認識するCTLは、HLA分子に腫瘍抗原由来のペプチドが結合し

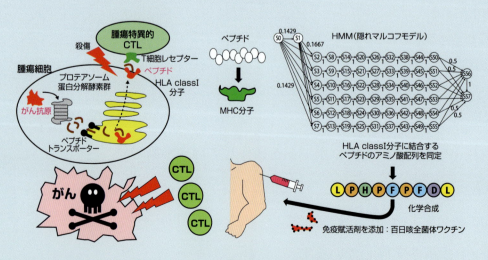

図 HLA結合性ペプチドを用いた悪性腫瘍に対するペプチド免疫療法の開発

Kochi Medical School Hospital
高知大学医学部附属病院の先端医療

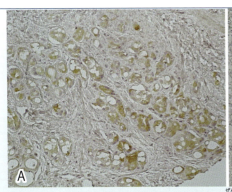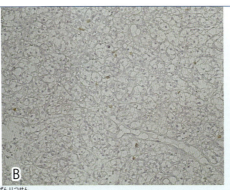

写真2　A：WT1腫瘍抗原（茶色）を発現する前立腺（ぜんりつせん）がん細胞
　　　　B：CTL（茶色）が浸潤した腎細胞がん組織

たものを見つけると、その細胞を腫瘍だと認識し、標的細胞に細胞死を誘導します（写真1）。

そこで、腫瘍抗原として認識されるペプチドがどういうアミノ酸配列を持ったものかを同定できれば、それと同じペプチドを化学合成して注射することで、腫瘍細胞を殺すCTLを増やすことができます。これがペプチド免疫療法です。

HLA分子はもともと移植抗原として見つかった分子で、ヒトそれぞれに異なる型があり、型ごとに結合するペプチドが異なります。そこで、患者さんのHLA型に合わせて異なるペプチドを免疫源とする必要がありました。そのため、CTL誘導型の免疫誘導法は最近まで開発が進んでいませんでした。

私たちは、NEC日本電気（株）と共同で、コンピューターを駆使しHLAの型ごとに結合するペプチドの特徴を調べ、ペプチドワクチンをデザインする技術を開発してきました。この世界でもトップレベルの技術を使って、国内外の複数の施設と共同で、ペプチドワクチンの開発をしています。

Q 免疫療法の開発と展望は？

A T細胞は、一つずつ腫瘍細胞を殺して回るので、腫瘍が大きいと抗腫瘍活性が追いつきません。そこで手術、放射線、抗がん剤、ホルモン療法といった標準治療で腫瘍を減らし、残った腫瘍細胞を免疫の力で根絶することで、腫瘍の速やかな縮小を図り、再発を防ぐ治療法をまずは樹立したいと考えています。

また現在、臨床試験で抗腫瘍効果が観察されているWT1免疫療法（写真1、2）については、新たに、腫瘍特異的ヘルパーT細胞（Th）を誘導して腫瘍組織へのT細胞の浸潤を大幅に高める工夫や、数種類の腫瘍抗原を免疫することで、より多くのCTLが誘導されるように工夫を加えた次世代免疫療法の臨床試験を展開したいと準備を進めています。これまで試験に参加いただいた患者さんたちに感謝しつつ、今後も一層、ワクチン開発を進めていく所存です。

まとめ

1. 悪性腫瘍細胞を見つけて殺すT細胞があります。
2. HLA分子が腫瘍抗原由来のペプチドをT細胞に提示します。
3. ペプチドワクチンで、腫瘍を認識するT細胞を増やすことができます。
4. WT1腫瘍抗原を標的としたペプチド免疫療法を開発中です。
5. 標準治療や免疫チェックポイント阻害剤と併用すれば、抗腫瘍効果が増大します。

Q.4 脳卒中の最新治療には、どんなものがありますか？

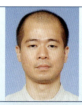

脳神経外科　講師
政平 訓貴
まさひら のりたか

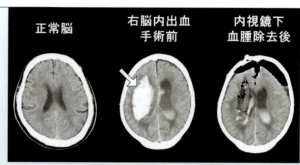

写真1　（左）正常脳のCT画像。（中）右脳内出血の画像。矢印で示した白いところが出血です。（右）内視鏡下血腫除去後の画像です。大きな血腫が完全に除去できているのが分かります

Q 脳卒中とは？

A 脳卒中は脳梗塞、脳出血、くも膜下出血という脳血管障害の総称です。このうち脳梗塞は約6割を占めます。脳卒中は死亡原因としては3番目ですが、寝たきりとなる原因の第1位であり、麻痺や言語障害といった神経症状や意識障害などの重い後遺症を残して寝たきりとなる危険性があります。当院で行っている脳卒中の最新治療について説明します。

Q 脳出血の最新治療って？

A 脳出血は主に高血圧が原因となって脳内の小さな血管が破裂して発症します。小さな出血は、降圧剤による血圧管理と止血剤や脳の腫れを取り除く薬による点滴治療が主となります。しかし、大きな出血だと圧迫により麻痺や意識障害といった神経症状が引き起こされ、薬での治療には限界があるため手術で取り除く必要があります。これまでは、全身麻酔で大きく皮膚を切って頭蓋骨を外し、脳内血腫を取り除く手術（開頭血腫除去術）が一般的でしたが、最近は神経内視鏡を使った治療が行われています。

神経内視鏡は局所麻酔で、皮膚切開も数cmですみます。頭蓋骨に10円玉程度の穴を開けて、そこから血腫に内視鏡を挿入して、画像を見ながら血腫を除去し、出血源を探して止血します（写真1）。開頭術に比べて体への負担が少ないため、早い時期からのリハビリが可能となります。当院では最新の神経内視鏡システムを導入して、経験を積んだ医師による治療が可能です。

Q くも膜下出血の最新治療って？

A くも膜下出血の原因は「脳動脈瘤」といって脳の主要な血管の分岐部にできる血管のふくらみ（脳動脈瘤）が破裂して出血することによります。出血は一時的に止まりますが、24時間以内に再破裂することが多く、致命的となるため早期に手術で動脈瘤を治療する必要があります。これまでは頭蓋骨をドリルで開けて顕微鏡下に脳の隙間から動脈瘤の根元をクリップで挟んで再出血を予防するクリッピング手術が主に行われていましたが、最近は脚の付け根や腕からカテーテルという細い管を脳動脈瘤の中に誘導して、白金性のコイルを動脈瘤の中に充填して治療するコイル塞栓術が多くなっています（写真2）。コイル塞栓術は脳を触らないため患者さんへの負担が少なく、術後の回復も早くなります。

コイル塞栓術は動脈瘤の形状によって治療が難しいものがありましたが、現在はさまざまな形状のコイルを使い分けたり、バルーンのついたカテーテルを補助に使用したりすることで、治療の

Kochi Medical School Hospital

高知大学医学部附属病院の先端医療

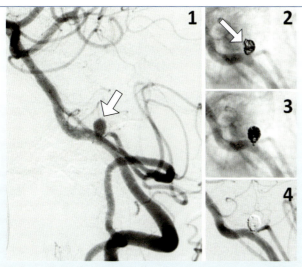

写真2 ①くも膜下出血の患者さんの血管撮影画像です。脳動脈瘤がありこれが出血の原因です。②③コイルを動脈瘤内に挿入しているところです。④治療終了時の画像です。動脈瘤は消失しています

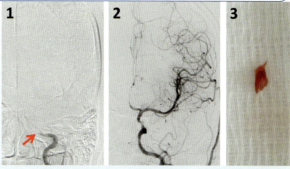

写真3 突然の右片麻痺、言語障害で緊急入院となった患者さんの血管撮影です。①左内頸動脈は矢印の部分で閉塞しています。②血栓除去直後の画像です。完全再開通して症状が回復しました。③カテーテルから吸引された血栓です

範囲が広がっています。当院では最新の血管撮影装置と3人の脳血管内治療専門医が在籍しており、この治療を受けることができます。

Q 脳梗塞の最新治療って？

A 脳梗塞はさまざまな原因で脳の血管の中に血栓が詰まり、脳細胞が障害されて神経症状を起こす病気です。脳は血液によって常に酸素と栄養を供給されていないと、すぐに機能障害を起こして死んでしまいます。さらに、死んだ脳組織は再生しないため、できるだけ早く血流を再開させて脳梗塞の拡大を食い止める必要があります。これまでの脳梗塞の治療は血栓ができないようにする薬を点滴して梗塞の広がりを防ぐ治療が主体でした。最近は、脳梗塞になって4時間半以内であれば、アルテプラーゼという血栓を溶かす薬を注射することで再開通を促すrt-PA静注療法が可能になっています。

rt-PA静注療法治療を受けた患者さんは従来の治療に比べて後遺症を残す割合が低くなることが証明されていますが、大きな血栓は溶かせず効果が出にくいという欠点があります。その場合は、カテーテルを詰まっている血管に誘導して、直接血栓を吸引除去します。血栓を取り除くと直後に血流が再開するため症状が劇的に改善します（写真3）。

治療後は速やかに血栓予防薬を開始して再発予防を行うと同時に積極的にリハビリを開始、早期離床を目指します。当院では血栓除去用カテーテルを常備しており、緊急での血栓除去術に対応しています。

まとめ

1. 脳卒中は脳梗塞、脳出血、くも膜下出血の総称です。
2. 神経内視鏡手術により小さな傷で脳内出血の治療ができます。
3. コイル塞栓術は脳への負担が少なく動脈瘤の治療ができます。
4. 発症4時間半以内の脳梗塞では血栓溶解療法ができます。
5. 血栓溶解できない場合はカテーテルで直接血栓を除去することで劇的な改善が得られます。

Q.5 心房細動とは？

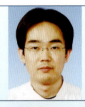

老年病・循環器・神経内科　助教
弘田 隆省
（ひろた たかよし）

Q 心房細動の危険性とは？

A　まず心房細動について説明します。心房細動とは、心臓の心房という部分が、小刻みに震えて正しい動きができなくなった状態です（図）。患者さんは動悸、息切れ、ふらつきなどの症状を自覚しますが、まったく症状がなく、健診などの心電図検査で初めて心房細動と分かる方もいます。高血圧や年齢と関連し、近年、非常に増加してきた不整脈の種類です。

心房細動で困ることが二つあります。一つ目は、動悸や息切れ、ふらつきがあると日常生活に支障がでることです。これらの症状が解消されるように、まず内服薬による治療を行います。

ここで注意していただきたいのは、内服薬は心房細動を治す治療ではなく、発作や自覚症状を抑える治療だという点です。内服をやめると心房細動が再発しますので、内服薬は長期間継続（10年以上内服されている方もたくさんいます）していただく必要があります。また、内服薬は次第に効きにくくなることも分かっています。

二つ目は脳梗塞です。心房細動の方は、一般の方よりも2〜7倍脳梗塞の危険性が高くなると言われています。それは、心房の不規則な動きで、心房内で形成された血の塊（血栓）が、心臓から剥がれて飛んでいき、頭の血管に詰まるためです（心原性脳梗塞）。この心原性脳梗塞は、脳梗塞の中で最も重症で、後遺症が残りやすく、予防が最も重要です。患者さんそれぞれに脳梗塞になる危険性が異なりますので、脳梗塞の危険性の高い患者さんの場合は、心臓に血栓をできにくくする抗血栓療法を行うことになります。

●脳梗塞の危険性
1．以前、脳梗塞になったことがある
2．以前、心不全になったことがある
3．75歳以上
4．高血圧
5．糖尿病

一つでも当てはまれば脳梗塞の予防（抗血栓療法）をしましょう。

Q 心房細動のカテーテル治療とは？

A　内服薬の治療を継続しても、動悸や息切れの症状が十分良くならない場合や長期間内服薬を飲みたくない場合に心臓のカテーテル治療を行います。カテーテルにより心臓の心房細動の原因となっている部分（肺静脈という左房につながっている血管）の周辺に電流を流すことによって焼灼して治療を行います（写真1、2）。心房細動の発作を抑制することができ、症状を改善します。

内服薬で心房細動による動悸や息切れが十分良

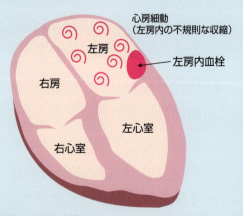

図　心房細動と左房内血栓

Kochi Medical School Hospital
高知大学医学部附属病院の先端医療

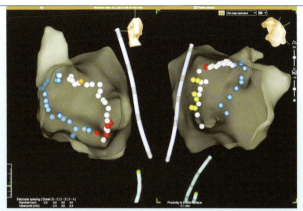

写真1　心臓の内部から肺静脈を見ている図：
小さな丸（白、赤、青、黄）は焼灼した点を表現しています。
このように左右の肺静脈の周囲を焼灼します

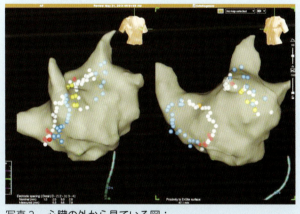

写真2　心臓の外から見ている図：
小さな丸（白、赤、青、黄）は焼灼した点を表現しています。肺静脈周囲を焼灼しています

持続性心房細動（7日間以上、心房細動が持続）の場合は60～70％で改善が期待できます。また、治療後も症状が改善しない場合は、もう一度カテーテル治療を行うことで発作性の場合は90％の方で症状の改善が期待できると言われています。

　※ただし、カテーテル治療後も内服薬を併用しないと完全に発作が抑えられない方や治療効果のない方もいますので、万能な治療とは言えません。また、重い合併症の危険も約1％あると報告されており、カテーテル治療に適さない方もいます。

くならない方や、内服薬を飲みたくない方など、心房細動の症状でお困りの場合はカテーテル治療を検討されてはいかがかと思います。
　入院期間は4～5日で、局所麻酔下での治療が可能です。カテーテルの挿入は、脚の付け根にある血管から行い、手術時間は3～4時間で、手術当日は歩行を控えていただきますが、翌日からは可能です。

Q カテーテル治療でどのくらい良くなるの？

A 発作性心房細動は、約80％の方で症状の改善が期待できます。発作の持続時間が長い

まとめ

1. 心房細動は、最近非常に多い不整脈です。
2. 心房細動は、動悸で困ったり、脳梗塞の原因になったりします。
3. 不整脈を抑えたり、脳梗塞を予防する薬がまずは大事です。
4. 薬が効きにくい方や、薬を飲みたくない患者さんはカテーテル治療で不整脈を治すことができます。
5. 当院では、心房細動のカテーテル治療を実施しています。

Q.6 「体の中が透けて見える!?」高知大学発の新しい手術支援技術とは?

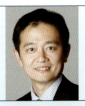

外科・呼吸器外科 講師
穴山 貴嗣(あなやま たかし)

Q 21世紀のがん治療における手術の役割は?

A 日本人の死因で最も多いのは悪性新生物(がん)です。その中でも死亡数が最も多いのは肺がんで、これに胃がん・大腸がんが続きます。治療方法は臓器や病状で異なりますが、手術や放射線治療、抗がん剤治療、さらに近年、開発が進む分子標的薬による治療を柱に組み合わせる「集学的治療」によって治療を進める点で共通しています。

患者さんの高齢化につれて、高血圧や心臓病、糖尿病、脳梗塞(のうこうそく)などの病気を伴うことが多くなりました。例えば、手術後に肺炎を起こすと、その後に予定していた集学的治療を続けることが難しくなります。合併症を起こさず、速やかに次の治療を行うことが重要で、そのためには体に負担をかけない手術(低侵襲手術)が求められます。

胸部の手術を例に挙げると、従来の肺がん根治手術では、脇の下を10cm～20cmほど切開していましたが、最近は1cmほどの切開3～4箇所で済むようになりました。このように、小さい穴から棒状のカメラと手術器具を挿入して行う胸(きょう)(腹(ふく))腔鏡視下手術は、従来の手術よりも傷が小さいだけでなく、出血や痛みを抑え、呼吸機能への影響も少ないなど、患者さんへの負担が少なく、回復も早くなっています。

Q 体の中が透けて見える?

A 傷が小さくなったことで、患者さん側の負担は軽くなりました。しかし、手術を行う側には新たな悩みが生じました。小さい傷で行う手術では、病巣や周囲の血管・神経などの位置を把握し、最善の位置から体内に侵入することが手術成功の秘訣(ひけつ)です。通常は、テレビモニターに映るCTやPETの画像を頭に入れ、患者さんの体のどの部位に病巣があるのか想像しながら手術を始めますが、CT画像の中の一点が、手術を受ける患者さんの体のどこに位置するか正確に知る方法がありませんでした。そのため、一般的には外科医の経験を頼りに切開場所を決定してきました。

この点を改善するため当院では、体内の位置情報、肋骨(ろっこつ)、血管などの画像情報を体の表面に正確に投影表示するProjection mapping技術を2013年に開発しました(図)。このシステムはCT/PET検査で得られた画像情報(写真1)から3次元画像をさまざまな条件で作成し(写真2)、手術の際、その画像を患者さんの体に直接投影します(写真3)。誤差なく正確に投影するため、さまざまな誤差補正技術を駆使しています。これによって、体内の病巣そのものや周囲の血管・骨・筋肉などが患者さんの体の表面に浮かび上がり、まるで体

図 Projection mappingによる手術支援の流れ

- CT/PET撮影：手術前検査としてCTやPETを撮影
- 3次元画像の再構築：病巣や、周囲の血管、骨、周囲臓器を含む3次元画像を作成
- 術野への画像投影：等倍の3次元画像を正確に患者さんに投影(Projection mapping)
- イメージガイド手術：体内の構造物の位置関係を参考に切開部位を決定

Kochi Medical School Hospital

高知大学医学部附属病院の先端医療

写真1 治療計画の元となる医用画像情報：
治療に先立ちCT (A) やPET-CT (B、C、D) が撮影されます。黄矢印はPETで異常を示す体内のリンパ節を示しています。一般的にはこれらの画像は治療の参考にされるものの、手術のナビゲーションには使われていません

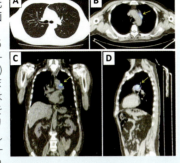

写真2 3次元画像の作成：
手術室において、病院のデータサーバーに直結したワークステーションにCT / PET画像データを呼び出し、さまざまな3次元画像を作成します。写真AはPET-CTデータから3次元画像を構築し左斜め前から見た画像。写真Bは肋骨と内部の肺を区分ごとに色分け表示した画像（右上葉〈黄色〉、右中葉〈青色〉、右下葉〈緑色〉）。写真Cは右側面から皮膚の表面、写真Dは筋肉の構造を描出しています。画像構築はSynapse Vincent(富士フィルム)を使用

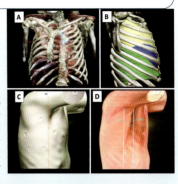

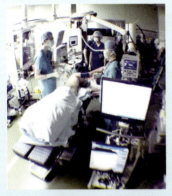

写真3 手術室での画像投影の様子：
患者さんの体の上方から、3次元画像を身体表面に直接投影します

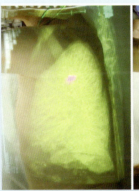

写真4 画像投影例：
写真左では、胸に左肺を投影しています。体内の病巣(ピンク色)の位置が一目瞭然となります。写真右では、さらに骨格画像を重ねて表示しています

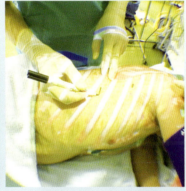

写真5 体内の構造物との位置関係を確認しながら切開位置を決定し、患者さんの身体表面に直接印をつけて手術を開始します

写真6 下肢手術への応用例：
写真上段に示した足のPET-CT画像において、太ももの筋肉内に青白く光った異常な部分(黄矢印)を認めます。下半身を正面から見た画像を構築し(写真左下)、手術中に実際の患者さんの足に投影することで(写真右下)、異常な部分の位置を患者さんの足の上に直接指し示すことができます(赤矢印)

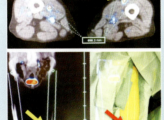
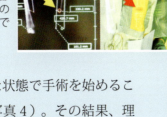

内を透かし見ているような状態で手術を始めることが可能になりました（写真4）。その結果、理想的な位置に最小限の傷で手術器具を挿入し、手術できるようになりました（写真5、6）。

こうした高度な画像によって低侵襲手術を行うことで、がんの集学的治療の成績向上に貢献したいと考えています。

まとめ

1. がんの手術は低侵襲手術が主流になっています。
2. 当院では、CTやPETなどの画像情報を患者さんの身体表面に直接Projection mappingするシステムを開発しました。
3. まるで体の内部まで「透かし見る」ことができる本システムによって、より正確に低侵襲手術を行うことができます。

Q.7 骨転移の痛みで困っています　最新の治療法はありますか？

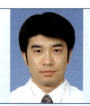

整形外科　講師
川﨑 元敬（かわさき　もとひろ）

Q 骨転移の治療はどうするの？

A 骨転移とは、骨以外の組織にできたがん（悪性腫瘍）が骨に移ってきた状態（転移）のことです。骨転移が生じると、がん細胞が骨を弱らせ、その周りの神経を刺激して、耐えがたい痛みや骨折を引き起こすことで、日常生活動作がだんだん不自由になっていきます（写真1）。

できれば、骨転移を手術で取り除ければよいのですが、患者さんの体力が落ちていたり、手術ができない場所の骨に転移していたり、ほかの骨や臓器にも転移していたりで、手術のチャンスは少ないのが現状です。そのため、まず耐えがたい痛みを和らげ、転移が広がらないようにさまざまな治療を考えます。例えば、抗がん剤などの化学療法や骨を弱らせない薬を使ったり、骨転移に対して放射線治療をしたり、痛みが強い場合には医療用麻薬などの痛み止めを使ったりと、痛みなどの症状を緩和させる治療を行っていきます。

骨転移の耐えがたい痛みに対しては、放射線治療が一般的で痛みも和らぎます。しかし、治療を受けられない場合や治療後に痛みが改善しないことなどもあります。これらの理由で、お困りの方々のためにMR（エムアール）ガイド下集束超音波（かしゅうそくちょうおんぱ）治療（ちりょう）で安全に痛みを和らげることが、近年、海外の臨床研究で確かめられました。

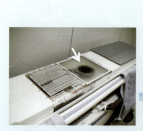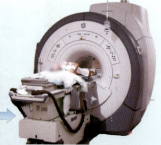

写真2　左図の矢印は集束超音波が出る部分です。その上に横になりMRIの中で治療します

Q MRガイド下集束超音波治療って、何？

A 集束超音波治療とは、複数の超音波を体の外から体内の一点に集中させて、体内の狙った組織の温度を60度以上に上げていき、その部分を焼き固める治療法です。治療は、まずMRIの検査台の超音波が出る所に骨転移が位置するように横になります（写真2）。次に、MRI撮影を行い、治療計画を立てます。

そして、狙った骨転移に対してMRIでガイドしながら20秒間の超音波照射を10回以上繰り返します（写真3）。治療前後の検査を含めて約3〜4時間の治療です。

最大の利点は、超音波での治療のため体に傷をつけず、全身麻酔の必要もありませんので、通院での治療が可能です。ただし、治療中に痛みを感じることがあるため、点滴をしながら痛み止めや、うとうとする薬を使います。この治療を、MRIと組み合わせて行うため、体内の狙った位置を正確に確認できます。さらに、温度も確認できて周囲の正常な組織をいためることが少なく安全です（写真4）。

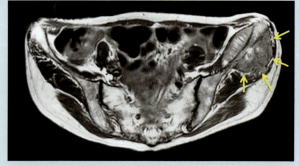

写真1　骨盤の骨転移（矢印の部分）：
　　　　骨を壊し、骨の外に膨れています

Kochi Medical School Hospital
高知大学医学部附属病院の先端医療

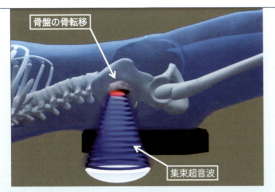

写真3　治療中のイメージ画像：骨転移を集束超音波で焼き固めています
InSightec 社より

治療中に不安や痛みがあるときには、患者さん自身が超音波を止めることができるので安心です。

　治療後は、当日から元の生活に戻れ、数日後から痛みは和らぐようです。治療により生じる合併症としては、非常に発生頻度は少ないのですが、皮膚の熱傷や神経障害、骨折などが報告されており、治療後の定期的な外来通院をお願いしています。

　この治療は、国内では子宮筋腫(きんしゅ)や乳がんに対して実績があります。骨転移に対する治療は、海外では多くの施設で始めていますが、まだ国内では当院でしか取り組まれていません。この治療によって、がん細胞だけでなく、痛みを伝える骨の中の細かい神経を弱らせることで、痛みが軽くなり、がん細胞が増えるスピードも遅くできます。

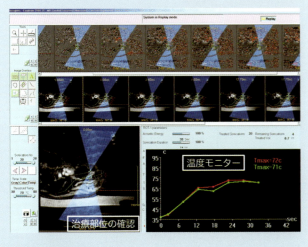

写真4　操作画面：
治療中は数秒ごとに治療部位と温度上昇を確認できます

Q どんな骨転移でも治療できますか？

A　まだ始まったばかりの研究段階の治療ですので、治療を受けられるための条件を設けています。例えば①超音波が届く位置の骨転移であること②骨転移からの痛みがあること③痛い骨転移が5か所以内、背骨以外の骨転移で、骨折しそうにないこと④全身状態が安定していること――など、ほかにも幾つか確認することがあります。これらの条件を満たした方々は、安全に治療を行えて痛みは軽くなっていました。

　骨転移の痛みでお困りの患者さんは、まずは主治医の先生と十分にご相談ください。この治療ができそうであればご紹介いただき、本人や家族にこの治療の効果と限界を十分にご理解いただいた上で、MRガイド下集束超音波治療を行うかどうかを考えましょう。

まとめ

1. 骨転移は我慢できない強い痛みを生じることがあります。
2. 骨転移の痛みに対する標準的な治療法はいろいろあるので、病状を一番よく知っている主治医の先生とまず相談しましょう。
3. 当院では、骨転移の状態に応じて、世界的にも最新の治療であるMRガイド下集束超音波治療を受けることができます。

Q.8 子どもの健康は、お母さんのお腹の中にいるときから始まるのですか？——エコチル調査とは

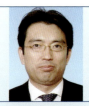

環境医学　教授
菅沼 成文
（すがぬま　なるふみ）

Q エコチル調査とは、何ですか？

A 環境省は2011年1月、日本中で10万組の子どもたちと、その両親に参加していただく大規模な疫学調査「子どもの健康と環境に関する全国調査（エコチル調査）」を始めました。「**エ**コロジー」と「**チル**ドレン」を組み合わせて「エコチル調査」です。子どもたちが13歳になるまで追跡調査を行い、分析まで含めると2032年まで継続するという、大規模かつ長期的な出生コホート調査です。

「コホート」とは、もともとはローマ時代の300人程度の歩兵集団のことですが、「コホート調査」とは、特定の地域や集団に属する人々を対象に、長期間にわたって健康状態を生活習慣や環境などさまざまな要因との関係を追跡調査するものです。このような調査はデンマーク、ノルウェーに次いで世界でも3番目となっています。

環境省・国立環境研究所・国立成育医療研究センターを中心に、各大学内のユニットセンター計15か所が、北海道から沖縄まで全国で調査を実施しています。高知大学は、四国で唯一の拠点として、環境医学教室、産科婦人科学教室、小児思春期医学教室を中心に、11市町村（高知市・南国市・香南市・香美市・四万十市・宿毛市・土佐清水市・梼原町・黒潮町・大月町・三原村）を対象地区として、本調査を担っています。2011年1月から2014年3月までの約3年間に、高知県では7000人を超える妊婦さんが参加登録をしました。

Q エコチル調査は、なぜ必要なのですか？

A 子どもの病気の中で、アレルギー、肥満、先天奇形、精神神経発達障害などが増加傾向にあると言われています。その原因はいまだ明らかになっていませんが、ここ数十年間に生み出された数万種類の合成化学物質や社会・生活習慣

調査の対象とする環境要因と結果

環境要因
- 化学物質の曝露
  残留性有機汚染物質（ダイオキシン類、PCB、有機フッ素化合物、難燃剤等）、重金属（水銀、鉛、ヒ素、カドミウム等）、内分泌攪乱物質（ビスフェノールA等）、農薬、VOC（ベンゼン等）など
- 遺伝要因
- 社会要因
- 生活習慣要因

子どもの健康
- 身体発育：
  出生時体重低下、出生後の身体発育状況等
- 先天奇形：
  尿道下裂、停留精巣、口唇・口蓋裂、二分脊椎症、消化管閉鎖症、心室中隔欠損、染色体異常等
- 性分化の異常：
  性比、性器形成障害、脳の性分化等
- 精神神経発達障害：
  自閉症、LD（学習障害）、ADHD（注意欠陥・多動性障害）等
- 免疫系の異常：
  小児アレルギー、アトピー、喘息等
- 代謝・内分泌系の異常：
  耐糖能異常、肥満等

環境省

図　調査の概要

高知大学医学部附属病院の先端医療

Kochi Medical School Hospital

等環境要因の急激な変化と遺伝的要因を含めた多様な要素が、複雑に絡み合っている可能性が指摘されています（図）。

特に、脆弱性の高い胎児や小児に対する化学物質への曝露の影響は明らかでなく、その解明には、エコチル調査のように、生まれたときから長期間にわたってある集団の追跡調査を実施する疫学調査（＝出生コホート調査）が必須となります。

Q エコチル調査では、どんなことをするのですか？

A 高知ユニットセンターでは、県内17医療機関、県境に近い愛媛県の5医療機関で、妊婦さんへの参加呼びかけと同意取得、血液・尿・毛髪など生体試料の採取、質問票調査を実施しています。生後1か月からは郵送による質問票調査を半年ごとに行っています。2014年10月からは、参加者の5％に対して、訪問調査・医学的検査・発達検査などを実施する「詳細調査」へのご協力をお願いしています。2014年10月現在、高知での調査は大変順調に進んでいます。

Q これまでに分かっていることは？エコチル調査のこれからは？

A 3年間の募集期間が終わり、エコチル調査はようやくスタート地点に立ったところです。妊婦さんや配偶者の喫煙率など、これまで得られなかった貴重なデータが少しずつ見えてきています。微量な曝露でも子どもの健康に影響を与える化学物質を解明し規制する制度を構築することで、より安全な環境を未来の子どもたちに提供

することが期待できます。また、米国、ドイツなど同様の調査を企画している国々との国際的な協力体制もつくられてきています。

13年間の追跡調査を実現するためには、継続して正確な情報をいただくことが不可欠で、参加者の皆さまをはじめ、自治体、医療機関、教育機関など多くの方々による強い関心と支援が必要です。県内での母子保健の向上のために、また地球規模で進む環境問題の改善のために、高知発日本、そして世界へ情報を発信しながらグローバルな活動を続けていきます。

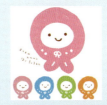 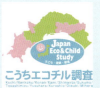

環境省エコチル調査 HP:
http://www.env.go.jp/chemi/ceh/
こうちエコチル調査 HP：
http://kochi-ecochil.jp

まとめ

1. エコチル調査とは、「子どもの健康と環境に関する全国調査」の愛称で、全国10万人規模の出生コホート調査です。

2. 2014年3月に約3年間の参加募集期間が終了し、高知県では7000人を超える妊婦さんが参加登録しました。

3. 今後、参加者が13歳になるまで追跡調査を実施します。

4. よりよい環境を未来の子どもたちに残すための調査です。

Q.9 臍帯血幹細胞による脳性麻痺治療って？

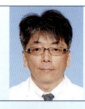

産科婦人科　教授
前田 長正
まえだ　ながまさ

Q 脳性麻痺に対する臍帯血を用いた新しい治療とは？

A 脳性麻痺はいったん発症すると、生涯にわたり身体・精神の機能を著しく損なう難治性疾患で、0.2％の割合で発症します。根本的な治療法はなく、現状ではリハビリテーションなどの対症療法を行っています。

2005年Duke大学で、脳性麻痺の子どもさんに対して出生時に凍結保存していた本人の臍帯血を投与する治療法で良好な成績が発表されました。当院でも2011年11月「脳性麻痺に対するヒト臍帯血幹細胞輸血治療」が日本で初めて厚生労働省に承認されました。

臍帯血とは、分娩時に臍帯から得られる胎児を循環していた血液のことで30～100ml程度採取できます。出生直後の子どもさんのチェック以外に利用されることはありませんでした。しかし近年、日本でも臍帯血を、白血病患者さんの治療に提供する臍帯血バンクが確立し、骨髄幹細胞と並び利用されることが多くなっています。

では、どうして臍帯血が注目され始めたかといえば、臍帯血にはどのような細胞にも分化する多能性幹細胞が存在し、これが脳の損傷を直接的および間接的に修復すると考えられているからです。これは新しい再生医療と考えられます。そこで欧米では、臍帯血を保存することが推奨され、保存率は約15％まで伸びました。一方、日本では臍帯血バンクなどが法的に整備されていないこともあり、その採取率は0.4％と極めて低いのが現状です。

Q 当院の周産期医療の特徴と臍帯血治療は？

A 当院産科婦人科は、県内外のハイリスク妊娠（切迫早産・前期破水・胎児機能不全・合併症妊娠など）の妊婦さんの管理を行っています。ハイリスク妊娠の場合、生まれた赤ちゃんに影響が出ることが多く、特に妊娠中のストレスによって胎内で脳障害を受けていた場合、脳性麻痺を発症する確率が約50倍も高くなります。

「図1」に「脳性麻痺に対するヒト臍帯血幹細胞輸血治療」の内容を示します。

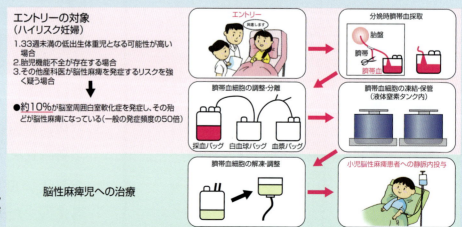

図1　小児脳性麻痺に対する自己臍帯血幹細胞輸血による治療研究（厚生労働省：2011年11月承認）

高知大学での臍帯血幹細胞輸血療法は、ハイリスク妊婦からの脳性麻痺児の発生に対して輸血治療を行うことを計画している。

Kochi Medical School Hospital
高知大学医学部附属病院の先端医療

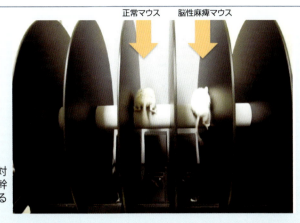
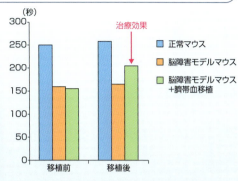

図2 脳性麻痺に対する臍帯血幹細胞を用いる治療研究

運動機能障害の評価(ロタロッドテスト):脳性麻痺マウスはすぐに転落するが、臍帯血輸注マウスは長く乗っていられる(治療効果)

臨床研究というのは、実際の治療ではなく、また、すべての妊婦さんに対して行われるわけではなく、以下のような内容になっています。

● 妊婦の選択基準:出生後、脳性麻痺を発症する可能性が疑われる以下の症例
1. 33週未満の低出生体重児となる可能性が高い症例
2. 胎児機能不全が存在する症例
3. そのほか、産科医が、児に脳性麻痺を発症する可能性を強く疑う症例
4. 文書によるインフォームドコンセントが得られている方

以上に該当する妊婦さんに、妊娠時にインフォームドコンセントを得たうえでエントリーしてもらい、出生時に臍帯血を採取し、凍結・保存します。もし出生児が6か月〜1歳の時点で脳性麻痺と診断された場合は凍結・保存した臍帯血を脳性麻痺児(本人)に投与するというプロトコールになっています。

Q マウスの研究って?

A 2010年に高知大学医学部に「先端医療学推進センター」が設置され、再生医療の基礎と臨床の研究もその中で行っています。臍帯血幹細胞研究班は、脳性麻痺モデルマウスを世界で初めて作製するとともに、臍帯血幹細胞治療実験、臍帯血幹細胞の障害部位への遊走などを証明するなど、治療メカニズムについての研究を進めています(図2)。

将来的は、脳性麻痺以外の多くの疾患の細胞源として供給できるように研究を発展させていきたいと考えています。

まとめ

1. 臍帯血幹細胞は、皆等しく得ることのできる人生スタートの細胞です。
2. これを保存しておけば、その後の人生で罹患(りかん)するかもしれない疾患を治療する細胞源となるかもしれません。
3. 当院に、臍帯血幹細胞の基礎研究と再生医療の基盤が確立しました。
4. 臍帯血幹細胞を再生医療のための選択肢として確立し、再生医療の発展のため日々努力しています。

Q.10 インターベンショナル・ラジオロジーによる低侵襲治療とは？

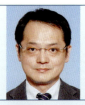

放射線科 教授
山上 卓士(やまがみ たくじ)

Q インターベンショナル・ラジオロジーって、何？

A CTやMRIなどの画像機器が発達していなかったころは、カテーテルという細い管を血管の中に進め、そこから造影剤を流しながらX線透視を用いた血管造影検査を行って、さまざまな病変の診断をしていました。その後、画像機器（写真1）やカテーテルなどのデバイスの進歩で、より細かな血管までカテーテルを到達させることができるようになりました。

これによって局所に薬剤を注入したり、塞栓(そくせん)したり、細くなった血管を拡張したりするなど、血管造影の技術は治療の分野にも応用されるようになりました。このようなカテーテルを用いた血管内治療を血管系インターベンショナル・ラジオロジー（IVR）と呼んでいます。これに加え、血管を介さず、エコーやCTなどの画像誘導下に病変に直接針などを穿刺(せんし)し、診断や治療をする非血管系IVRと言われる分野も発展してきました（写真2）。

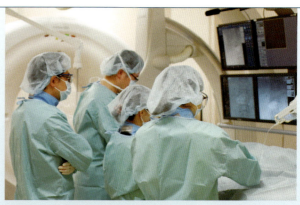

写真2 IVR治療の様子

このように、IVRとはX線透視、CT、超音波などの画像診断装置を駆使して体の中を透かして見ながら、体表に作った「針穴(はりあな)」からカテーテルという細い管や針などの医療器具を病巣まで入れて行う治療の総称です。針穴程度の傷をつけるだけですから、多くのIVR手技は局所麻酔下で行われます。

病巣までカテーテルや針などを進めた後、「（薬剤などを）注入する」「（狭いところを）広げる」「（血管などを）詰める（写真3）」「（病変を）焼く」「（液体などを）吸引する」などの単純な行為を行って病気を治療します。一昔前までは、このような単純な行為でも外科手術を必要としていましたが、最近では、症例によっては低侵襲なIVR治療で治すことが可能となってきました。

なおIVRの適切な和名が長らくなかったのですが、最近日本IVR学会ではIVRの和名を「画像(がぞう)下治療(かちりょう)」とすることにしました。

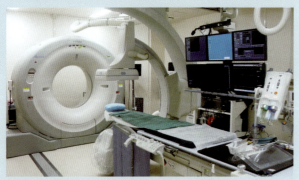

写真1 IVR-CTシステム：
当院では、血管造影装置とCT装置が一体となった最新IVR-CTシステムを用いてIVR治療を行っています。現在、高知県下にIVR-CTは3台しかありません
（当院放射線部ホームページより）

Q インターベンショナル・ラジオロジーで、どんな病気を治すのですか？

A 一口にIVRと言っても、その中にはさまざまな手技が含まれます。特にがんに対するIVRは各臓器においていろいろな目的で行われています。血管系IVRとしては、経カテーテル的動(けいてきどう)

高知大学医学部附属病院の先端医療

Kochi Medical School Hospital

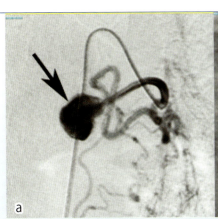 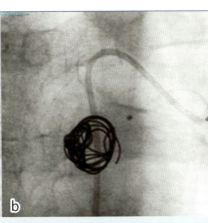 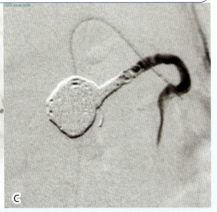

写真3　気管支動脈瘤に対する塞栓術：a. 気管支動脈からの血管造影で動脈瘤（矢印）が描出されています。b. マイクロカテーテルを気管支動脈に進め、動脈瘤をコイルという塞栓物質を用いてピンポイントに治療しています。c. 動脈瘤は良好に塞栓されました

脈化学塞栓術や動注化学療法などがあります。動注化学療法ではリザーバーというカテーテルシステムを皮下に埋め込み、そこから薬剤を繰り返し注入することもあります。このほか、抗腫瘍剤注入ルートとしての中心静脈ポート留置術や、がんによる諸症状の緩和のためのステント留置術などを行っています。

非血管系 IVR としては、診断目的に行われる CT ガイド下生検、治療のための経皮的エタノール注入療法やラジオ波焼灼療法などがあります。がん以外の領域では、閉塞性動脈硬化症に対する血管拡張術、門脈圧亢進症による胃静脈瘤に対するバルーン下逆行性経静脈的閉塞術 (B-RTO)、血管奇形に対する塞栓・硬化療法、静脈血栓塞栓症に対するカテーテル治療、出血に対する塞栓術、膿瘍ドレナージなど、さまざまな IVR 治療が行われています。

Q 高知大学附属病院放射線科では、IVR のほかにどんな診療を行っていますか？

A 高知県は、全国より約 10 年先行すると言われる高齢化先進県ですので、ご高齢の方が十分治療に耐えられるよう体への負担の少ない低侵襲治療がより求められています。当科では、IVR 治療のほかにも、放射線治療やアイソトープ治療などいわゆる「体にやさしい切らない治療」に取り組んでいます。その際に、低侵襲治療を行う各診療科と連携して、チーム医療の中で高度な低侵襲治療を実践しています。

治療の分野以外では、CT や MRI、PET-CT など最新画像機器を用いた病気の発見や治療効果の判定など、当院を受診された患者さんの画像診断を行っています。PET センターでは、FDG-PET を用いたがん検診も行っています。

まとめ

1. インターベンショナル・ラジオロジーは画像誘導下に、多くは局所麻酔下に行う低侵襲治療です。
2. インターベンショナル・ラジオロジーは種々の疾患に対して広く行われています。
3. 高知大学では、さまざまな「体にやさしい切らない治療」に取り組んでいます。

高知大学医学部附属病院の概要

概要

施　設　名	高知大学医学部附属病院
診療開始年月日	1981（昭和56）年10月19日
所　在　地	高知県南国市岡豊町小蓮185番地1
電　話　番　号	代表 088-866-5811
開　設　者	国立大学法人高知大学

沿革

1981（昭和56）年	10月19日	診療開始
1985（昭和60）年	5月17日	医学部附属医学情報センター設置
1987（昭和62）年	4月1日	歯科口腔外科学講座開設
1991（平成3）年	10月12日	開院10周年記念式典挙行
2002（平成14）年	4月1日	医学部附属病院に卒後臨床研修センター設置
2004（平成16）年	4月1日	国立大学法人高知大学開学
2006（平成18）年	4月1日	PETセンター、院内保育所設置
2008（平成20）年	7月1日	高知市土佐山へき地診療所の指定管理者となる
2011（平成23）年	10月15日	開院30周年記念行事挙行
2015（平成27）年	3月7日	附属病院第二病棟完成記念式典挙行予定

高知大学医学部附属病院の最新治療

Kochi Medical School Hospital

Q1 頭の手術でナビ⁉

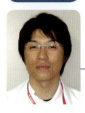

私がお答えします。

脳神経外科　助教

野中 大伸(のなか もとのぶ)

Q 手術用のナビって、何？

A 脳には、運動や感覚などさまざまな機能をつかさどっている部分、動脈や静脈、生命維持に欠かせない脳幹といった重要な場所がたくさんあります。脳神経外科の手術は、そのような大事な構造物の中や、すぐ傍らで行わなければなりませんので、顕微鏡を使った非常に緻密で繊細な技術が要求されます。

色分けされてない脳の中で、腫瘍のすぐ隣が、神経障害が起こる場所ということがよくあるわけです。そこで、脳の中を正確に手術するために考え出されたのが、術中ナビ（ナビゲーション）です。ナビゲーション手術は、脳のどこを手術しているか、大事な構造物はどこか、病変はどこまであるのかなどの情報が分かるだけでなく、顕微鏡にも表示することができます。そこで、正確な手術が可能になり、大事な部位の温存ができるようになりました。

Q 術中ナビゲーションって、どんな仕組みになっているの？

A まず、手術前にナビゲーション用のCTやMRIを撮ります。そして、専用のソフトを使って、撮影したデータから、脳実質、血管、頭蓋骨(がい)だけでなく、腫瘍部分についても色を変えて３D画像を作ります（写真１）。手術前に医師は３Dでの検討が行えるわけです。

あとは、手術の際、頭を固定する器具と一緒にナビゲーション用器具を取り付けて、赤外線カメラで常に監視することで、実際の患者さんの頭と、手術の前に作った３D画像がほぼ一致するようになります。誤差は１mm程度まで少なくすることができます。

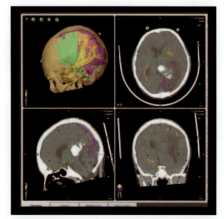

写真１　CTやMRIをもとに、腫瘍や血管、神経線維を３Dで作成します

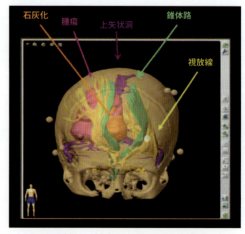

写真２　３Dで回転し、前方から見たところです

Q&Aで分かる最新治療 ── 脳の病気

Q どんな頭の病気で使われているの？

A もちろん、どのような手術でもナビゲーションは使用可能ですが、最も有用になるのは、脳実質に発生する腫瘍や頭蓋底(ずがいてい)と言われるような深部に発生する腫瘍です。というのも、脳血管の手術など、脳の表面の手術であれば、ある程度、目安となるものがたくさんあります。しかし、脳実質の中になると、表面のような目標がない状態で手術をすることになります。そうなると、今どこを手術しているのか、どこまで腫瘍を摘出したのか、どこが大事な場所なのかが非常に分かりにくくなります。

そこで、術中ナビゲーションを使用することで、今、手術をしているおおよその位置や、腫瘍がどのくらい摘出できているかを把握できます。また頭蓋底の深部の手術では、重要な脳神経や血管が腫瘍に埋もれていたり、腫瘍の奥にあったりして直接見えないことも珍しくありません。その場合もナビゲーションが有効に活用できます。

Q どれくらいの症例で使っているの？

A 当院は、高知県内では、最初（2006年6月）にブレインラボ社製のナビゲーションシステムを導入しました。脳腫瘍(のうしゅよう)の発生率は年間1万人当たり1人で、高知県でも年間70〜80人の脳腫瘍の患者さんがいる計算になります。当科は年間50〜60件の脳腫瘍の手術を行っていますが、ほぼ全例で使用しています。また、覚醒下手術(かくせいかしゅじゅつ)や神経内視鏡手術でナビゲーションを併用することで、さらに安全性の高い手術が可能になっています。

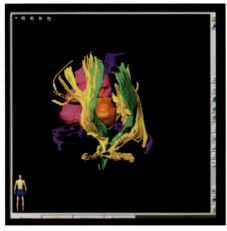

写真3　骨をのけることも自由自在にできます

> **まとめ**
> 1. 当院では、術中ナビゲーションシステムが先駆けて導入されています。
> 2. 当院では、脳腫瘍の手術を年間50〜60件施行しています。
> 3. 覚醒下手術や神経内視鏡手術でナビゲーションを併用することで、さらに安全性の高い手術が可能です。

Q2 脳腫瘍の患者さんに目が覚めたままで手術するのですか？

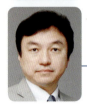

私がお答えします。

脳神経外科　教授

上羽 哲也
（うえば　てつや）

Q 脳腫瘍って、どんな病気？

A　脳腫瘍には、脳から発生する原発性脳腫瘍とがんが転移した転移性脳腫瘍に大きく分けられます。ここでは原発性脳腫瘍について、その中でも4大腫瘍について案内しましょう。

髄膜腫は、80％は良性ですが中にはがんに近いものもあります。基本的には小さいものですと経過観察で十分ですが、大きくなって脳を圧迫するようになると手術による治療が必要になります。頭痛やけいれん発作で見つかることもありますが、偶然見つかることもあります。

神経膠腫は、脳の中に発生する腫瘍です（写真1）。グリオーマとも呼ばれています。脳の中にしみ込むように広がりますので、手術での全摘出は困難なケースが多く、治療は手術・放射線治療・化学療法の三つの方法を併せます。頭痛やけいれん発作、会話ができないなどの症状があり、MRIを撮影して見つかることが多い病気です。言語に関わる部位にできている場合、覚醒下手術が実施されることもあります。

先ほど治療は、放射線治療・化学療法を追加するといいましたが、高知大学では先進的医療として、ITK-1やWT-1というペプチドを使用した免疫療法も実施しています。

下垂体腺腫は、下垂体というホルモンを出す部位にできる良性の腫瘍です（写真2）。ただし、異常なホルモン分泌により、高血圧・糖尿病・がんなどを誘発したり悪化させたりすることがあります。若い女性で、不妊の原因になることもあります。目の見える範囲が狭くなる視野狭窄という症状で見つかることもあります。治療は、薬物治療もありますが内視鏡を使用して鼻から手術することが基本になります。

神経鞘腫ですが、神経を包む鞘から発生するもので、聴神経鞘腫と呼ばれるものが多いです。耳が遠くなったり、顔がゆがんだりめまいがしたりする症状が出ます。治療は、近年では小さなものはガンマナイフなどの定位的放射線治療をすることが多くなっています。大きなものは手術によって治します。

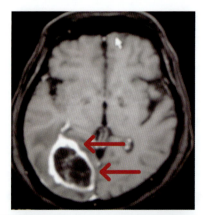

写真1　グリオーマ：矢印の白い部分がグリオーマ

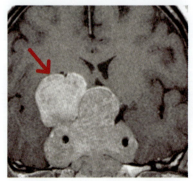

写真2　下垂体腺腫：矢印の白い部分が下垂体腺腫

Q&Aで分かる最新治療 ── 脳の病気

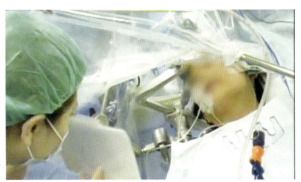

写真3　リハビリ：
患者さんは目が覚めた状態。リハビリの先生が患者さんに絵を見せて話しかけています

Q 目が覚めた状態でする覚醒下手術って？

A　神経膠腫などの脳の中にできる腫瘍が言葉に関わる部位にできているときに行う手術のことをいいます。手術の途中で麻酔を覚まし、会話をしながら腫瘍を摘出します（写真3）。神経膠腫は脳の中にしみ込むように広がっているのが特徴です。ですから腫瘍の中に神経も通っていることがあります。電気刺激をして会話ができなくなれば（写真4）、そこは言葉の神経があるから切除できないという具合に確認しながら摘出をします。1週間前よりリハビリ科の言語聴覚士と患者さんでシミュレーションを繰り返します。麻酔科やリハビリ科の協力があってはじめてできるチーム医療です。

痛みについては、不思議なことに、脳そのものには痛みの神経がありませんので、脳に触っても痛みは感じません。ですから皮膚に局所麻酔をしておけば痛みはほとんどありません。術後、患者さんより、恐怖感や痛みはなく、言葉も話せているので満足しているとの感想をいただいています。

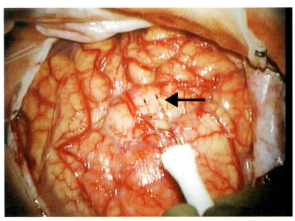

写真4　電気刺激：脳の表面を電気刺激（矢印）し、会話ができるかどうか確認しています

Q 不安や痛みはないのですか？

A　手術のはじめは全身麻酔で眠ってしまいます。大事なところになってから、麻酔を覚ませますが、さすがに完全に目が覚めた状態ではなく、少しうつらうつらした状態ですので、不安感はないようです。手術の1週間前よりリハビリの担当者と練習していますから、むしろ目が覚めたときに担当者と話ができて安心するようです。

まとめ

1. 脳腫瘍の中で、転移性脳腫瘍が最も多いです。
2. 原発性脳腫瘍は、髄膜腫、神経膠腫、下垂体腺腫、神経鞘腫が多いです。
3. それぞれにあった治療方法があります。
4. 当院では、覚醒下手術が実施できます。

Q3 パーキンソン病について教えてください

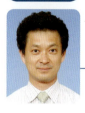

私がお答えします。

老年病・循環器・神経内科　助教

大﨑 康史(おおさき やすし)

Q パーキンソン病って、どんな病気なのですか？

A 高知県での調査では、発症年齢の幅は広く30～90歳くらいですが、65～70歳が最多でした。県内に約1400人の患者さんがいることになります。年齢層別では75～84歳が多いですが、40歳以下の若い方もいます（図）。

この病気は、脳内の黒質と呼ばれる部分が元で、黒質から線条体に延びる神経が障害されることが分かっています（写真1）。しかし、パーキンソン病と診断される時期の患者さんの頭MRIは異常ありません（写真2）。

便秘、嗅覚低下、夢の中でパートナーをたたいたり、けったりするレム睡眠期行動異常のある場合は、後にパーキンソン病になる確率が高いと言われています。遺伝子異常から起こってくることもあります。

最初に現れる症状は三つです。手足の動きが遅くなるのは「無動」です。筋肉が固くなる「筋強剛」は関節を動かしたときの抵抗で判断します。手足が震える「振戦」で特徴的なのは、診察室に入ってきた直後ではなく、話が進んで会話に集中したときに手や足が震える安静時振戦です。症状が体の片側から始まることが多く、数年以上かけて両側になります。三つの症状の中の「無動」プラス「筋強剛または振戦」があり、片側からの発症であり、かつ薬物が有効であれば、診断確定です。

ダットスキャン（写真3）では、正常者よりは取り込みが低く、最初に左側から症状が出現した場合、右脳の取り込みがより低くなります。診断の難しいときには、心筋シンチグラフィー、脳血流シンチグラフィーなどの検査も行います。

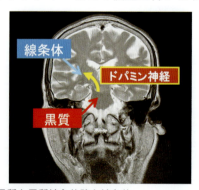

写真1　黒質と黒質線条体路と線条体

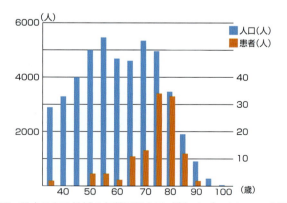

図　県内のある地域の年齢層別人口（青）とパーキンソン病患者さんの分布（黄）

Q パーキンソン病の治療について教えてください

A 薬物治療の開始は、患者さんが日常生活や仕事に支障を感じ始めるころに、相談の上

Q&Aで分かる最新治療 —— 脳の病気

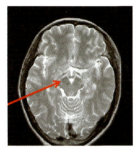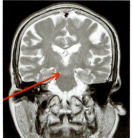

写真2　黒質（赤矢印）：
　　　左：脳の水平断面、右：脳の冠状断面

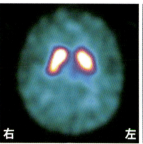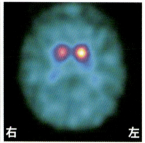

写真3　ダットスキャン：
　　　左が正常者で、右がパーキンソン病の患者さん

で決定します。

　薬物治療を開始すると、1日に数回以内の服薬で症状が緩和されます。一般に、高齢者または認知機能障害がありそうなときには「L-ドパ製剤」をお勧めします。一方、若年者や比較的若い方で認知機能障害などがないときには、「受容体賦活薬など」をお勧めします。脳内で病気は少しずつ進行しますが、毎日の生活の中で進行を意識することはほとんどありません。しかし、平均して1年に1回程度、薬剤の増量が必要です。

　治療を開始して平均10年は、大きな問題なく日常生活を送ることができます。人によっては3〜5年経過したころから、内服後に時間が経過してから効果が出現したり、効果が早くなくなる現象＝オン・オフ現象が起こります。体がねじれるような不随意運動（ジスキネジア）が、薬物濃度が高い時間に現れることもあれば、薬物効果が現れる前と減弱する時間に合わせて現れることもあります。これらを運動合併症と呼んでいます。

　患者さんの寿命は長いものの、病気の最後の方では車いす生活が長くなり、認知症を併発する確率が高くなります。抑うつや意欲が低下することも知られています。

　将来の治療として、iPS細胞治療、遺伝子治療、免疫療法、RNA干渉の領域で研究が進められています。

Q 日常生活は、どのように送ったらいいでしょうか？

A　転んで骨折することと、食物がむせて気管に入って肺炎を起こすことがないように、できる限りの注意が必要です。

　楽しみながら、歩行、水泳、ヨガ、太極拳などの運動をしましょう。大きな声を出す発声練習も大事です。家事、仕事は普通の人と同じように行うことが大切です。夜はよく休み、規則正しく薬をのみましょう。旅行、海外旅行も大丈夫です。病気のことを考えてくよくよせず、配偶者や友人と楽しく過ごしましょう。

まとめ

1. パーキンソン病患者さんの年齢層の幅は広い。無動、筋強剛、振戦が三大症状です。
2. 日常生活や仕事に支障が出る前に、症状を緩和させる薬物治療を開始します。
3. 楽しみながら運動をすることが大事です。
4. 当院では、患者さんの病状と日常生活を考えながら、治療法を提示して選択しています。

Q4 最近話題の新型認知症とは、どんな認知症ですか？

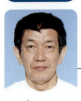

私がお答えします。

老年病・循環器・神経内科　教授

古谷 博和（ふるや ひろかず）

Q 認知症の原因には、どんなものがありますか？

A 認知症の原因で一番多いのは、アルツハイマー病です。脳の中に「アミロイド」と呼ばれる異常な蛋白質がたまって認知症の症状を起こします。アミロイド蛋白はどの方でも老化によっても脳の中にたまってきますが、アルツハイマー病の方では体の老化のスピードよりも早く、この蛋白質が蓄積します。

次に多いのは多発性脳梗塞で、小さな脳梗塞がたくさん起こって認知症が生じるものです。このような脳梗塞は、糖尿病や高血圧、高コレステロール血症などの成人病が合併していると、発症しやすいため、ある意味、予防も可能な認知症と言えるでしょう。

三番目に多いのが、新型認知症として知られてきた「レビー小体型認知症」です。脳の中に「α（アルファ）シヌクレイン」と呼ばれる異常な蛋白質がたまって、神経細胞が死んでいくため認知症が起こります。

Q 新型認知症（レビー小体型認知症）の症状は、どんなものですか？

A レビー小体型認知症の患者さんの脳にたまってくるα（アルファ）シヌクレインはパーキンソン病の原因物質でもあります。この認知症はパーキンソン病に関連した病気です。パーキンソン病では、「手の震え」「筋肉が固くなる」「動きが滑らかでない」「転倒しやすい」などの症状が起きます（P00）。

レビー小体型認知症では、まず認知症やうつ症状、幻覚や妄想、睡眠障害などの精神症状から発

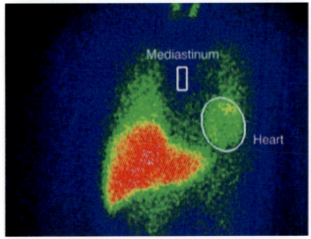
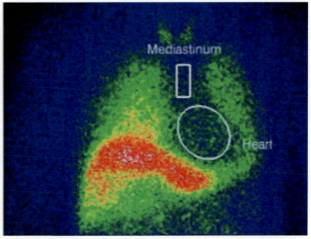

写真1　MIBG心筋シンチグラフィー：正常人では左の図のように心臓（白線で囲んだ部分）が映りますが、パーキンソン病やレビー小体型認知症の人では交感神経の機能が下がっているために、右の図のように心臓（白線で囲んだ部分）が映らなくなります

Q&Aで分かる最新治療 ── 脳の病気

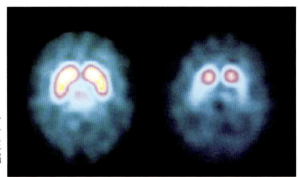

写真2 DATスキャン：パーキンソン病やレビー小体型認知症の人ではドーパミンの運搬能力が下がっているために、正常人（左）に比べて右の図のよう大脳基底核の画像の濃さが低下しています

症し、その後にパーキンソン病の症状が出現してくるという特徴があります。

そのほかの特徴として、真っ暗な中でも着物の柄まではっきり見えるといった鮮明な幻覚が出現したり、一日の中で認知症の良いときと悪いときの差が激しい、また病気の初期から転びやすいなどの症状がみられることがあります。

Q レビー小体型認知症の診断はどのように行われるのですか。また治療法はありますか？

A この認知症にみられるパーキンソン病のような症状については、神経内科が診察しなければ分からないこともよくありますから、この病気については精神科などでの診察とともに、神経内科の診察や検査が必要になる場合があります。その上で画像診断検査としてMIBG心筋シンチグラフィー（写真1）やDATスキャン（写真2）がよく行われます。

前者はパーキンソン病や、レビー小体型認知症では早い時期から心臓の交感神経の機能が下がっていることを検出するものです。後者はこれらの疾患でドーパミンという物質の運搬が悪くなっていることを直接検出するものです。いずれも、この認知症で高頻度に異常が検出され、診断の決め手にもなります。

残念ながら、レビー小体型認知症によく効く薬や治療法はまだありませんが、アルツハイマー病の治療薬で効果のある人がいることが分かってきました。また、パーキンソン病の治療薬が少し効いたりする場合もあります。

しかしレビー小体型認知症では、薬の副作用が強く出たり、逆に症状が悪化することもよくあるため、生活環境を整えたり、睡眠をきちんととるようにすることで、症状が軽減する場合もあり、治療はあくまでお医者さんの指示の下で薬の副作用に注意しながら行う必要があります。

まとめ

1. 認知症の原因としてアルツハイマー病、多発性脳梗塞に次いでレビー小体型認知症が多いです。
2. レビー小体型認知症はパーキンソン病に近い病気で、経過中にパーキンソン病の症状が出てきます。
3. このために、認知症の検査だけでなく神経内科の診察が必要になる場合もあります。
4. レビー小体型認知症は画像検査で特徴的な所見が出ます。

Q5 若年性認知症は、最近増えていますか？

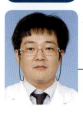

私がお答えします。

精神科　講師
上村 直人（かみむら なおと）

Q 若年性認知症ってどんな病気ですか？

A 日本の若年期認知症の実態調査では、10万人当たり47.6人の患者さんがいます。原因は、脳血管性認知症が最も多く（39.8％）、次に多いのがアルツハイマー病という結果でした。年齢では、45～55歳の働き盛りの男性がくも膜下出血や脳卒中によって血管性認知症になる場合が、日本では多いことが影響しているようです。また、当院が参加した高知県内の実態調査では、若年性認知症の患者さんは高知県内に130人以上いましたが、その大部分が適切な介護サービスを受けられていない可能性があるとの結果が出ました。

この調査によれば、「患者さんや家族支援に何が必要か」との設問に対し、7割以上の医療機関が「若年性認知症に対応できる介護保険サービスの充実」と回答しています。若年性認知症の場合、65歳以下でも介護保険のサービスを利用できますが、実際に施設で行われている活動は、折り紙や歌などの高齢者向けで、若年性認知症の患者さんは、違和感や抵抗を抱く場合もあり、「適したサービスがない」という意見もありました。

また、受け入れ施設から年齢差を理由に（利用を）断られるケースもあるようです。こうした理由から、患者さんは喪失感や生きがいの欠如といった問題に直面しやすいという指摘もありました。

Q 若年性認知症の特徴はありますか？

A 当院の物忘れ外来で調査した結果、認知症の発症から適切な診断を受けるまでの期間（未治療期間）が、若年性の方が高齢者より2倍近くも長いことが分かりました。これは若年者の方が高齢者よりも診断が難しく、早期治療や早期ケアに結び付きにくいためと考えられます。

その理由は①うつ病と間違われていた②脳卒中や脳内出血という脳障害の後に現れる生活習慣病の管理やその治療がおろそかになったために認知症が発症していた③認知症が発症していたにもかかわらず、その人の性格や老化現象とみなされていた、などでした。

初老期認知症について　　老年期との比較

	初老期	老年期
性差	性差なし	女性＞男性
原因	原因疾患が多彩 脳炎、高次脳機能障害など	4大認知症
診断（治療）までの期間（月）	診断・治療までの期間が長い 59.6±70.8	35.7±25.9
精神症状	BPSD*が少ない	BPSP*が多い
介護	体力がある	
画像	海馬よりも側頭葉・頭頂葉から	海馬萎縮から

表　若年性認知症の特徴：若年性では男性が多く、原因が多彩で診断までに時間がかかることが特徴　＊BPSD（Behavioral and psychological symptoms of Dementia）の略で、認知症に伴う、精神症状や行動障害のことを指します

Q&Aで分かる最新治療 ── 脳の病気

また、認知症になる原因疾患によっても診断がつくまでの時間に大きな違いがありました。例えば、アルツハイマー病では診断に時間がかかっていましたが、人格が急激に変わるピック病では逆でした。このように認知症の原因によっても、診断につながる時間経過や要素が異なります。

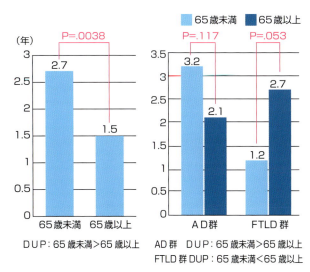

図　未治療期間と発病年齢の関連性：
原因によりDUP（未治療期間）が異なります
AD：アルツハイマー病　FTLD：前頭側頭葉変性症（ピック病）

Q なぜ若年期認知症が問題なのですか？

 若年性認知症は、働き盛りの年代や、まさかこの年で認知症が、という時期に発症するために、社会的にも大きな問題です。記憶障害のため生活に支障が出てきますし、子どもさんも小さく、住宅ローンや、職場での誤解や、偏見もあることをお聞きします。そのため、退職までのプロセスとして、単純な職場への異動、デイケアへの移行や有給休暇の活用、経済支援として障害年金や生命保険の高度障害の証明書作成に加えて、本人への告知、子どもへの告知問題を含めた家族のメンタルケア、遺伝カウンセリングなど、高齢者とは異なる対策が数多く存在します。

そのため、まずは疾患センターやコールセンター、近くの地域包括支援センター、職場の産業医などへ相談し、早期発見・早期治療を行うことが重要です。そして、周囲の人たちの協力を得ながら早期ケアを考えていくことが最も重要だと思います。

まとめ

1. 若年性認知症では適切な診断が遅れる傾向がみられます。
2. 原因は多彩であり、鑑別診断が重要です。
3. 若年期では、ローンや子どもの受験、自動車運転などの社会的な問題が大きいようです。
4. 当院では、運転や告知の問題などを含め精神科物忘れ外来や認知症疾患センターが対応しています。
5. 当院では2014年2月1日から高知県の委託を受け、地域型認知症疾患医療センターやコールセンターと協力して、認知症の早期診断、適切なケアの提供を含め、人材育成や普及啓発活動を行っています。

Q6 うつ病はどんな病気ですか？

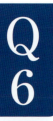

私がお答えします。

精神科　助教

土居 江里奈
（どい えりな）

Q うつ病と普通の気分の落ち込みは、どう違うのですか？

A 誰でも、生活上の出来事（例えば、仕事で失敗した、友人ともめた、恋人に振られたなど）に反応して気持ちが落ち込むことはよくあると思います。うつ病の気分の落ち込みと普通の気分の落ち込みは、どのように違うのでしょうか。うつ病の診断基準では、気持ちの落ち込み、興味や喜びの消失、疲れやすさが典型的な症状とされています。そして、それらを含めたうつ病に特徴的な症状が少なくとも2週間持続することとされています。簡単に言えば、うつ病の落ち込みは、普通の落ち込みと比べて長くて深い落ち込みということになります。

うつ病の症状にはさまざまなものがあります。「表1」のように精神面の症状と身体面の症状に分けることができます。うつ病の最初の症状として、身体面の症状が現れることが多く、まず内科などを受診し、検査をしても特に異常が認められず、経過をみている間に悪化して、専門医を受診してようやく診断がつくというケースも少なくありません。

Q うつ病の治療には、どんなものがありますか？

A うつ病の治療は、十分な休養を取ることを基本に、患者さんの症状や生活スタイルに応じて薬物療法や心理・社会的療法などを行います。

薬物療法ではさまざまな種類の抗うつ薬が使用されています。一般的な薬の種類（表2）、主な副作用（表

精神面の症状	身体面の症状
●気分が落ち込む	●眠れない
●涙もろい	・朝早く目が覚める
●不安	・眠りが浅い
●いらいらする（焦燥感）	・寝つけない
●考えが進まない	●食欲がない
●判断ができない	●食べてもおいしいと感じない
●物忘れをする	●体の痛み
●集中できない	●消化器系の症状
●自分は価値のない人間だと感じる	・吐き気・胃の不快感
	・下痢・便秘
●人に迷惑をかけている	●循環器系の症状
●生きている意味がないと感じる	・心臓がどきどきする
●罪を犯してしまった（罪業妄想）	・血圧が変化する
●財産がなくなってしまった（貧困妄想）	●呼吸器系の症状
	・息苦しい

表1　うつ病の症状：うつ病では精神的な症状のみでなく、さまざまな身体の症状も現れます

種類	薬剤（一般名）	用量（mg）	商品名（※）
SSRI	フルボキサミン	50～150	デプロメール、ルボックス
	パロキセチン	10～40	パキシル、パキシルCR
	セルトラリン	25～100	ジェイゾロフト
	エスシタロプラム	10～20	レクサプロ
SNRI	ミルナシプラン	25～100	トレドミン
	デュロキセチン	20～60	サインバルタ
NaSSA	ミルタザピン	15～45	レメロン、リフレックス
三環系	アミトリプチリン	30～150	トリプタノール
	イミプラミン	30～200	イミドール、トフラニール
	クロミプラミン	50～225	アナフラニール
	アモキサピン	25～150	アモキサン
四環系	マプロチリン	30～75	ルジオミール
	ミアンセリン	30～60	テトラミド
	セチプチリン	3～6	テシプール
ベンザミド系	スルピリド	150～300	ドグマチールなど

（※）商品名は後発品を除いています

表2　抗うつ薬の種類

Q&Aで分かる最新治療 ── 脳の病気

種類	副作用
三環系	口が渇く、便秘、かすみ目、眠気、起立性低血圧 脈が速くなる、尿が出にくい、体重増加
SSRI	吐き気、口が渇く、便秘、めまい、頭痛、眠気
SNRI	吐き気、口が渇く、便秘、尿が出にくい
NaSSA	眠気、口が渇く、だるい感じがする、便秘
スルピリド	手が震える、遅発性ジスキネジア（口の周りなど顔面の筋肉が勝手に動く）、高プロラクチン血症（月経異常、乳汁分泌、性欲低下など）

表3 抗うつ薬の主な副作用

言葉	態度	別れ・自殺行為の準備
・「生きていても迷惑をかける」 ・「とんでもない病気になった。死にそうだ」 ・「お世話になりました」 ・「生活するお金がない」 ・「生きている意味がない。将来がない」	・何も訴えなくなる ・部屋にひきこもる ・食事をとらない ・飲酒量が増える ・普段しないようなけがをする ・慢性疾患の管理ができなくなる	・手紙や写真の整理をする ・大切なものを人にあげる ・周囲の人に別れを告げる ・遺書を書く ・薬をため込む ・包丁や紐を持っておく ・自殺する場所を下見に行く

表4 自殺の前ぶれとして注意が必要な言動

3）を示します。抗うつ薬使用においては、効果が現れるまでに2〜4週間かかること、症状が改善した後も再発予防のため服用を続ける必要があることに注意が必要です。抗うつ薬だけで治療効果が乏しい場合には、気分安定薬や抗精神病薬を併用して抗うつ効果を高める増強療法を行うこともあります。

そのほか、電気けいれん療法、認知行動療法、心理教育などがありますが、このような治療はどの医療機関でも実施されているわけではありません。私たちの研究で、うつ病の患者さんやその家族が心理教育を受けると、うつ病の再発率が下がることが分かり、心理教育のためのテキストとDVDを作成して、治療場面に活用しています。また電気けいれん療法も実施しています。

Q 家族や周りの人は、どんな対応をすればいいですか？

A 周囲の対応としては、まず何よりも病気であることを理解する必要があります。うつ病は脳の一時的な機能低下であり、症状や経過、治療の必要性について周囲も理解をしてください。薬物治療も重要で、服薬継続への支援をしてください。自己判断による薬の中断はうつ病の治療を困難にします。

うつ病では励まさず、ゆっくりと見守ってください。患者さんの話をただうなずいて聞いてあげる、そばにいてあげるだけでも本人は気分が楽になります。うつ病のときは思考がまとまらず適切な判断が難しくなります。そのため、重大な決定（退職や退学など）は病気がよくなってから判断するようにアドバイスをしてください。

うつ病は自殺の危険がある病気です。自殺の予防は非常に重要ですが、難しいことでもあります。患者さんの言動（表4）に注意をしてください。自殺の危険が高い病気の時期は病初期、回復期、退院直後、職場復帰直後などです。自殺をしない約束が自殺の歯止めになることが多いです。自殺の危険が高いと思われたときは、直ちに主治医に相談をしてください。

まとめ

1. うつ病の気分の落ち込みは深くて長く続きます。
2. うつ病の治療は患者さん個々の状況に合わせて行います。
3. 周囲の病気に対する理解が患者さんの最大の支えとなります。
4. 当院では抗うつ薬治療に反応の乏しい患者さんを対象に、抗うつ薬以外の薬物療法や必要に応じて電気けいれん療法など特殊治療も実施しています。

Q7 歩いたら息切れがするんですけど？

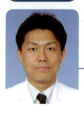

私がお答えします。

老年病・循環器・神経内科　助教

久保 亨
（くぼ とおる）

Q 息切れに潜む心不全とは？

A 息切れはよくみられる症状ですが、「年齢のせい」とか「少し太ったから」と軽く思っていませんか？　実は、息切れの原因の一つに「心不全」という状態があります。高齢社会で心不全の患者さんはますます増えています。心不全という言葉は比較的よく耳にしますが、その病状はあまり理解されていません。

心不全はさまざまな心臓病で起こる状態で、高血圧のようなあまり珍しくない疾患もきちんと治療しないと、最終的には心不全になる恐れがあります。でも、ご安心ください。早期治療を行うことで、あなたの心臓は長持ちします。

心不全は心臓のポンプ機能が悪くなった状態を言います（図1）。ごく軽症の時期から重症まで、その病状はさまざまです。心不全が進行すると入退院を繰り返してしまいます。できるだけ軽症の時期から治療を行うことで、病気の進行を随分と抑えることができます。息切れ以外の心不全症状としては、①むくみがでる②体重が増える③体がだるい、などがあります。

このような症状があれば、怖がらずに診察を受けてください。基本的には外来診療で、その症状が心不全かどうか、心不全だとその程度はどのくらいか、と言うことがおおむね分かります。ここで行う主な検査は、採血と心電図、胸部X線写真、そして心臓エコー検査です。これらの検査は体にほとんど負担のかからないもので、緊張する必要はありません。

Q 一般的な心不全の治療とは？

A 心不全であれば治療を開始します。心不全治療の目標は、症状が軽くなり生活ができること、そして健やかに長生きできることです。多くの場合は、内服薬で治療を行うことになりますが、食事も大切になってきます。塩分を摂り過ぎると体内に水分がたまりやすくなり、その結果として心臓に負担がかかってしまいます。塩分は1日当たり6g以下が勧められていますが、皆さん守れますか？　例えば、かけうどん一杯で汁も含めると約4.5gの塩分が入っています。健康を考えると、やはり汁は飲んじゃダメですよ。

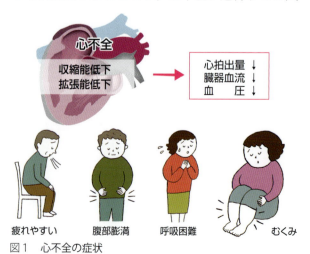

図1　心不全の症状

Q&A で分かる最新治療 ── 心臓の病気

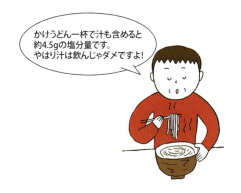

心不全患者さんは、心不全を悪くしないため日常生活でほかにも気をつけていただくことがあります。塩分の過剰摂取だけでなく、水分の過剰摂取も控える必要があります。また、動き過ぎなどの過労や内服薬の飲み忘れも心不全を悪くします。心不全が悪化すれば入院治療が必要なこともあります。

比較的速やかに軽快することが多いものの、入院のたびに心不全の状態は確実に進行してしまいます。心不全を進行させないポイントは、いかに心不全の悪化なく入院せずに外来通院で長く過ごせるかが重要です。

Q 心不全の特殊な治療とは？

A 心不全が進行した場合でも、内服薬以外の治療も利用できるようになってきました。当院では、ペースメーカーによる電気刺激で心臓全体の電気の流れを正常化させポンプ機能を助ける治療（心臓再同期療法：CRTと呼ばれるペースメーカーを植え込み、図2）や心不全時にしばしば出現する命にかかわる重症の不整脈を自動で検出して正常のリズムに回復する植え込み型除細動器（ICD）などの治療を行っています。

以上のような内科的な治療で、心不全の病状がコントロールできない場合は、当院の心臓血管外科で心不全の原因になっている血管（冠動脈）のバイパス手術や、正常に機能しない弁の修復手術を行うこともできます。

CRT: cardiac resynchronization therapy
両心室ペーシング

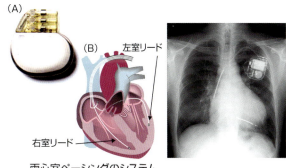

両心室ペーシングのシステム

A：ペースメーカー本体
B：経静脈的アプローチによるリードシステム

図2　心臓再同期療法

まとめ

1. 心不全の病状をしっかり評価し適切な治療を行えば、元気に長く生活を送ることができます。
2. 心不全の治療で重要なことは生活習慣の改善と症状に合った薬物治療です。
3. 当院では、内科と外科、医師と医療スタッフの連携が密で、診断から治療まで一連の流れで安心して受けていただけます。気になる症状などがあれば、お気軽に循環器内科にご相談ください。

Q8 "胸が痛い""胸が苦しい"などの症状を感じていませんか？
狭心症・心筋梗塞症の可能性があります！

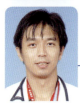

私がお答えします。

老年病・循環器・神経内科　助教

谷岡 克敏(たにおか かつとし)

Q 狭心症・心筋梗塞とは、どんな病気ですか？

A 心臓の筋肉（心筋）に血液が不足する病気です。心筋に栄養を送る冠状動脈（心臓表面を走っています）が狭くなったり詰まることで起こります。その原因は多くの場合が動脈硬化です。簡単に言えば血管の加齢現象で、中年以上の方に発症することが多いです。糖尿病、脂質異常症、高血圧、喫煙などのいわゆる危険因子があると、さらに発症のリスクが高まります。

狭心症とは冠状動脈が狭くなり、運動などで心臓に負担がかかると胸が痛い、苦しいなどの症状を生じる状態です。病状が重い場合、少しの負担がかかるだけで症状が出て、日常生活に支障をきたします。症状が軽くても、最近、症状が現れるようになった場合は注意が必要です。急性心筋梗塞に発展する可能性があるからです。

急性心筋梗塞とは冠状動脈が突然詰まって、心筋が死んでしまう病気です。突然、激しい胸の痛みや圧迫感を自覚することが多く、生命の危険を生じます。現在は、治療が進歩したおかげで、病院に運び込まれた方の9割以上は助かります。しかし、病院にたどり着けないまま突然死となるようなケースも多いとされ、今も恐ろしい病気です。

Q 胸が痛い、苦しいなどの症状を感じたらどうしたらいいですか？

A 突然の激しい胸の痛みなどを生じた場合は、急性心筋梗塞の可能性があります。一刻も早く救急車を呼んで当院のような心臓の血管造影ができる病院を受診してください。それが生死を分けることがあるのです。また、軽い症状でも運動すると胸の痛みを感じる場合は、循環器内科のある病院を早めに受診することをお勧めします。

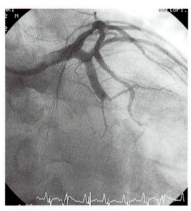

写真1　ステント治療前

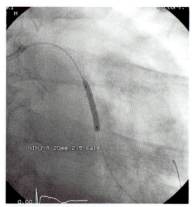

写真2　ステント治療中

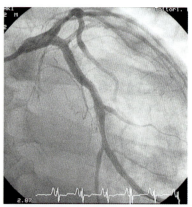

写真3　ステント治療後

Q&Aで分かる最新治療 ── 心臓の病気

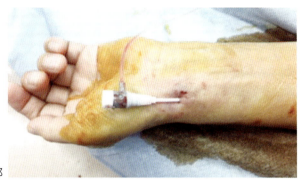

写真4　手首への管の挿入部

Q どのような治療をするのですか？

A 急性心筋梗塞の場合、一刻も早く詰まった冠状動脈を開通させる必要があるので、緊急で血管造影検査を行い、詰まった血管にステント（小さな金属製の筒状の器具）を留置して血流を再開させる治療を行います（写真1〜3）。緊急で、この治療ができるようになって、急性心筋梗塞の救命率は大きく改善しました。しかし、繰り返しになりますが、数時間がヤマです。時間とともに急性心筋梗塞の治療効果は低下します。1分1秒でも早く病院を受診してください。

狭心症は一刻を争うことはありませんが、同様の血管造影を行い、症状の原因となる血管の病変に対してステント留置などの血管内治療を行ったり、場合によっては心臓バイパス手術を行います。

Q 血管造影の検査やステント治療は苦痛を伴いますか？

A 当院では、手首の動脈から局所麻酔で約2mm程度の径の小さな管を入れて行き、その管から血管造影と治療を同時に行います（写真4）。血管をステントで広げる際にもあまり痛みはありませんし、治療時間も1〜2時間程度で、狭心症の場合は治療が終わるとすぐに歩いて病室に帰ることができます。非常に負担の少ない治療で大きく病状を改善することはできます。

しかし、胸の痛みなどの症状がある場合は、命の危険がある急性心筋梗塞を起こす前に、早めに当院のような循環器内科がある病院の受診をお勧めします。

まとめ

1. 胸の痛みや苦しさなどの症状は狭心症・急性心筋梗塞の可能性があります。
2. 狭心症や急性心筋梗塞は中年以降の糖尿病、脂質異常症などのリスクファクターを持つ患者さんに多く発症します。
3. 急性心筋梗塞の治療は、時間との勝負です。強い症状のときは、すぐに救急車を呼ぶことをお勧めします。
4. 狭心症や心筋梗塞の血管内治療は苦痛や負担の少ない治療です。
5. 胸の痛みなどの症状がある方は早めの循環器内科の受診をお勧めします。当院では365日24時間、緊急の治療ができる体制を整えています。心配な方はぜひ当科を受診ください。

Q9 動脈瘤って、どんな病気なの？治療はどうするの？

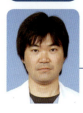

私がお答えします。

外科・心臓血管外科　助教

山本 正樹

Q 動脈瘤って何？破裂するとどうなるの？

A 心臓から、大動脈という体内で最も太い血管が出ています。動脈硬化症で動脈の壁が弱くなると、動脈壁は風船のように膨らみます。これを動脈瘤といいます。できた場所により、胸部大動脈瘤や腹部大動脈瘤と呼ばれます（写真1）。場所や形にもよりますが、大きくなると破裂し、大量出血が起こるため、死亡率は90％以上で、中には突然死する方もいます。

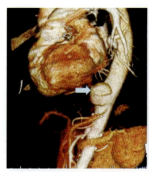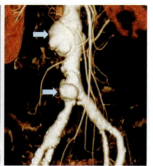

写真1　左）胸部大動脈瘤：矢印の部分
　　　　右）腹部大動脈瘤：2か所に見られます。矢印の部分

Q 動脈瘤の症状はあるの？

A 動脈瘤の方の約60％は破裂するまで症状がありません。動脈瘤ができても、血管は変わらず血液を運ぶため、症状なく経過します。しかし、年々、大きくなり突然破裂します。その時、激烈な胸やお腹の痛みを感じます。時々、動脈瘤が周りの臓器を圧迫して症状が出る方もいます。胸部では咳、声枯れ、血痰など、腹部では腰痛や腹痛が代表的な症状です。やせた方ではお腹に拍動するしこりを触れることもあります。

Q 動脈瘤は、どうやって発見するの？

A 動脈瘤はほとんどが無症状です。健康診断での胸部X線写真や、腹部触診で分かることや、胆石や胃腸疾患の検査をしたときに、エコーやCT検査で偶然見つかることもあります。

高血圧、糖尿病や高脂血症（コレステロール、中性脂肪の高い方、喫煙する方）は動脈瘤ができる危険性が高くなります。動脈瘤が発見された方は心臓血管外科専門医を受診した方がいいでしょう。造影剤を使ったCT検査などで精密検査を行い、治療方法を決定します。

Q 動脈瘤手術はどんな手術？

A 治療方法には2種類あります。一つは人工血管置換術（写真2）と言い、腹部を切り開いて、動脈瘤を切除し、その後に人工血管を使い、新たな血管を作ります。

もう一つはステントグラフト内挿術（写真3）

Q&Aで分かる最新治療 —— 心臓の病気

写真3
a) ステントグラフト：折りたたんでカテーテルに入れて使用します
b) 腹部大動脈瘤内に内挿したステントグラフト
c) ステントグラフト内挿術後の患者さんのCT検査：動脈瘤が見えなくなりました
d) 脚の小さい傷から、カテーテルを使ってステントグラフトを留置しています

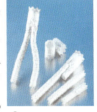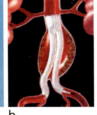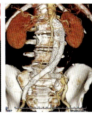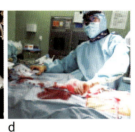
a　　b　　c　　d

で、ステントグラフトというバネ付き人工血管を、動脈瘤の内側に内挿し、裏打ちをします。これは、胸部や腹部を切る必要がなく、脚の付け根の動脈から、5〜8mmのカテーテルを使って、動脈瘤を内側から治します。

この二つの治療は、患者さんの全身状態や、動脈瘤の状態によって決められます。当院では通常、ステントグラフト内挿術ができないと判断される患者さんでも、カテーテル治療と手術を併用するハイブリッド手術を行っており、手術による体への負担と危険性を大きく下げています。体に負担の少ない方法だと高齢者の方でも治療が可能で、当院では最高92歳の方が治療を受けています。

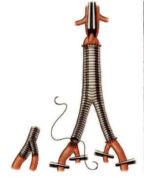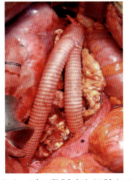

写真2　左）人工血管置換術のイメージ：動脈瘤を切除して、人工血管に交換します
右）実際の手術写真：動脈瘤が人工血管に置き換わっています

Q 手術後のことが心配なのですが？

A　ステントグラフト内挿術では手術の翌日から、歩行や食事が可能です。人工血管置換術とステントグラフト内挿術ともに、術後5〜10日程度で一般には退院ができます。退院後は通常の日常生活が可能です。もちろん、仕事もできますし、スポーツもできます。人工血管の耐久性は向上しており、劣化による合併症はめったに起こりません。

しかし、専門医の診察、CT検査を含む術後検査は定期的に行うことが望ましいでしょう。動脈瘤の患者さんは、心臓病を合併することも多く見られます。当院では心臓血管外科専門医が治療にあたり、外来だけでなく、県下の病院に出張し、手術前後の診療を行っています。

まとめ

1. 動脈瘤は無症状で、徐々に大きくなり突然破裂します。
2. 一般に破裂するまでは症状がないことが多く、早期発見が重要です。
3. ステントグラフト内挿術（カテーテル治療）と人工血管置換術により治療します。
4. 当院では、低侵襲化したハイブリッド治療が実施できます。
5. 動脈瘤と言われた方は、心臓血管外科専門医を受診してください。

Q10 心臓や血管の手術は、怖いです 大丈夫でしょうか？

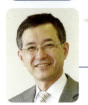

私がお答えします。

外科・心臓血管外科　教授
渡橋 和政（おりはし かずまさ）

Q 手術はどれくらい安全ですか？

A 約60年前、心臓や血管に安全にメスを入れるために必要な「体外循環（心臓を止め、全身には血液を循環させるしくみ）」が開発され、その後、各病気の治療法や人工弁など医療材料とともにめざましく進歩し、現在はほとんどの手術で9割以上の方が予定どおりの治療を安全に行えるようになりました。残念ながら100％ではありません。最近では80歳以上の方の手術も増え、より正確な治療と確かな目が必要となっています。当院では、手術の安全性、確実性をより100％に近づけるため、術中ナビゲーションを活用しています。

Q どうやって、ナビゲーションするのですか？

A 心臓手術では、体外循環用のカニューレ（血液を通す管）を挿入したり、動脈硬化のひどい大動脈への操作も必要ですが、外科医には心臓の表面しか見えず、見えない所で合併症が起こる可能性があります。ほぼ100％の安全性を維持している航空機の操縦では、パイロットの豊富な経験による正確な技術や判断に加え、さまざまな計器のデータを参考にします。ちょうど外科医が豊富な経験で培われた「腕」を振う際、麻酔科医がさまざまなデータを見ながらモニターするのと似ています。

しかし、航空機で用いるレーダーに当たるものが、手術中には必ずしも十分使われていません。見えない部分を映し出すツールが、「経食道心エコー」です（写真1）。内視鏡くらいの太さのプローブを食道内に入れ、体内から心臓や血管の形、動き、血液の流れをリアルタイムで映し出します。超音波なので被曝はゼロです。カニューレや手術操作を体内からチェックして合併症を回避し、それでもまれに起こるトラブルをいち早く発見し、適切な対処を可能にします。

最も怖い合併症の一つは、体外循環のために起こる「大動脈解離」です。大動脈の壁が内外に剥がれてしまう病気で、外側の薄い壁が破れて大出血したり、内側の壁が動脈の枝を塞いで脳梗塞、心筋梗塞や腸の壊死などを引き起こすため、すぐ対処しないと救命できません。

しかし、手術中はCTを診断には使うことはできません。この合併症を二人経験しました。これまでも高血圧で起こる大動脈解離の診断、治療に経食道心エコーをいつも用いていたため、いずれもエコーですぐ発見し（写真2）、大動脈全体とすべての枝の情報を集めて方針を立て、二人とも無事退院に導くことができました。もし情報がなければ、原因不明のまま、状態が悪化して亡くなったか、大動脈解離という情報で大動脈の手術に突入し、過剰な負担をかけてしまったでしょう。

Q&Aで分かる最新治療 ── 心臓の病気

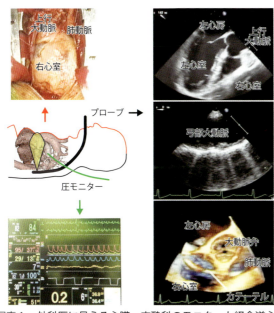

写真1　外科医に見える心臓、麻酔科のモニターと経食道心エコー画像

Q このナビゲーションは、誰にでもできるのですか？

A 経食道心エコーは、ほとんどの病院で用いられていますが、得られる情報は使う人の技量に大きく左右され、必ずしも十分に活用されているとは言えません。私は20年以上にわたり心臓手術の安全性・確実性を高めるための活用法を研究、開発し、それを使うことで大動脈解離など瀕死（ひんし）の状態で病院に来られる患者さんを救うのに役立つことを実感してきました。そして、それを少しでも多くの方に習得していただけるよう、書籍としても上梓（じょうし）してきました（『経食道心エコー法マニュアル　第4版』、『レスキューTEE』）。

当院では、麻酔科医も外科医も経食道心エコーに慣れており、手術中の操作一つひとつがうまくいっていることを確認しながら手術を進めています。さらに、安全で確実な治療をもとめ、新たな手法の開発も引き続き進めています。

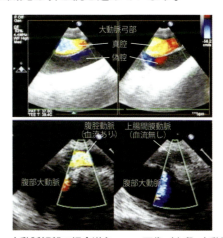

写真2　大動脈解離の経食道心エコー画像（上段：大動脈弓部、下段：腹部内臓）

まとめ

1. 心臓・血管手術は安全になったとはいえ、まだ100％には至っていません。
2. 外科医に見えない部分があることが、合併症の一因です。
3. 見えない部分を見えるようにするのが、経食道心エコーです。
4. 当院では、経食道心エコーを積極的に手術中のナビゲーションとして用いています。

Q11 開胸しない食道がんの胸腔鏡手術って、どんな方法なの？

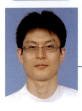

私がお答えします。

上部消化管外科　助教

北川 博之
（きたがわ ひろゆき）

Q 食道がんは、どんな病気？

A 食道は喉から胃まで食事を運ぶ管状の臓器です。日本人の食道がんは飲酒や喫煙と関係があり、男性に多いのが特徴です。食道がんは食道粘膜から発生し、進行すると食べ物が通りにくくなり、痛みを感じることがあります。また声が出にくくなり、むせて咳が出ることがあります。

これはがんがリンパ節に転移することで、反回神経（声帯を動かす神経）が麻痺して生じる症状です。がんの初期段階では、この症状は出ないため、飲酒や喫煙をする人は症状がなくても定期的に内視鏡検査を受けてください。

Q 食道がんの手術とは？

A 食道は胸の中で、気管、大動脈、心臓、脊椎に囲まれており、手術ではこれらを傷つけないように食道とリンパ節を切除（リンパ節郭清）します。その後、食事ができるように別の臓器でつなぎ直します（再建）。

●切り方

右の肋骨と肋骨の間を切る右開胸手術が標準手術です（写真1）。そして右肺に空気が入らないようにしてしぼませて、手術を行います。当院で

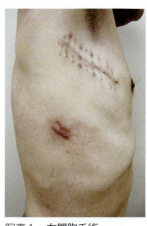 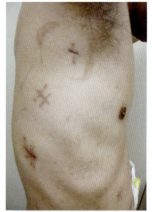

写真1　右開胸手術　　写真2　食道切除術

は開胸をしない胸腔鏡を使った食道切除術を行っています（写真2）。

●リンパ節郭清と再建

食道がんのリンパ節転移は首、胸、腹の広範囲に生じることがあり、手術も首、胸、腹と広範囲に行います（3領域郭清）。再建は胃を管状に伸ばして、残った首の食道につなぎます（胃管再建）。過去に胃の手術を受けた人や、食道がんと同時に胃がんが見つかった人では、胃の代わりに大腸を持ち上げます。

●合併症：反回神経麻痺と肺炎

特徴的な合併症は、反回神経麻痺です。食道がんのリンパ節転移は反回神経の周囲に多いため、リンパ節を郭清するときに神経が麻痺して生じます。

反回神経は脳から出た迷走神経が胸に入って、途中で血管をくるっと反回してまた喉に向かう、特殊な走行をしています。そして、喉の入り口にある、声帯を支配しています。反回神経麻痺が起こると、声が抜けるように出にくくなります（嗄

Q&Aで分かる最新治療 —— 消化器の病気

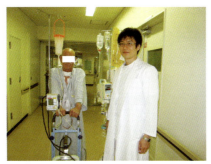

写真3　歩行リハビリ

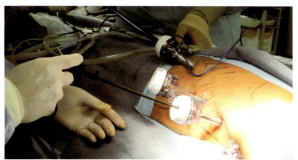

写真4　胸腔鏡手術

声）。また、食事を飲み込むときに声帯の動きが悪いと気管に入ってむせてしまいます（誤嚥）。

食道がんの術後合併症で重症化しやすいのは肺炎ですから、特に注意や対策が必要です。

●肺炎の対策

手術前の禁煙は当然ですが、当院では歯科口腔外科で口腔内清掃を行います（口腔ケア）。

手術後は次の日から歩行リハビリを行います（写真3）。手術後にベッドで寝ていると、肺がつぶれて（無気肺）肺炎の原因になります。また、脚の静脈に血栓ができて、肺の血管に詰まる（肺塞栓）危険があるからです。

●胸腔鏡手術

開胸手術は、右の肋骨と肋骨の間を切って手術を行いますが、胸腔鏡手術では大きさ1cm前後の筒を4本差し込んで手術を行います（写真4）。傷が小さいだけでなく、カメラで拡大すると微細な血管や神経が確認できるので、より繊細な手術が可能です（写真5）。これによって合併症や再発が少ない手術を目指しています。

Q 手術以外の治療法は？

A 食道がんには放射線治療も有効です。しかし、これまで行われてきた研究では手術は、放射線治療と比べて再発が少なく、生存成績もいいことが分かっています。そのため、手術ができ

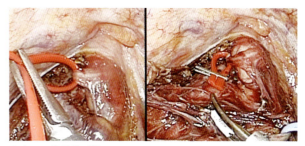

写真5　胸腔鏡手術

る人には手術をお勧めしています。

食道がんが早期がんで発見されると、内視鏡（胃カメラ）で切除できる可能性があります。この方法は、手術に比べて圧倒的に患者さんへの負担が少ないものです。繰り返しになりますが、食事が詰まるなどの症状がなくても、飲酒や喫煙など食道がんのリスクのある方は、定期的に内視鏡検査を受け、早期発見をすることが重要です。

まとめ

1. 食道がんのリスクは飲酒と喫煙です。
2. 食道がんの症状は、食べ物の詰まりや痛み、声のかすれなどです。これらの症状は進行してから生じます。
3. 食道がんの手術は首、胸、腹と広範囲に行われる大手術です。
4. 当院では負担の少ない胸腔鏡手術を行っています。

Q12 早期胃がんで発見できると、お腹を切らないで治るって本当ですか?

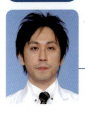
消化器内科 医員
羽柴 基（はしば もとい）

私たちがお答えします。

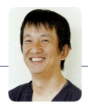
消化器内科 助教
森澤 憲（もりさわ けん）

Q 早期胃がんって、どんな病気?

A 胃がんは日本人に最も多いがんの一つ。近年、減少傾向にはありますが、肺がんに次いで二番目に多くなっています。胃がんは大きく分けて「早期胃がん」と「進行胃がん」の二つに分けられます。

胃がんは、発生した初期の段階では粘膜内にがん細胞はとどまっていますが、大きくなるにしたがって次第に下へもぐり、粘膜下層、筋層、漿膜へと進展（浸潤）していきます。がんの浸潤が粘膜下層までにとどまっているものを「早期胃がん」と言います。

検診の発達などにより、胃がんのうち約50％が早期がんとして見つかるようになりました（欧米では20％）。早期胃がんでは95％以上で転移がないとされています。リンパ節に転移していない「早期胃がん」は、がんのある胃の表層を切除するだけ（リンパ節切除しない）の内視鏡手術で根治効果が期待できます。「胃癌治療ガイドライン」を参考にすると、以前なら手術されていたがんも内視鏡治療で治癒することが分かってきました。以下の三つの条件にあてはまる場合は、リンパ節転移を伴う可能性が極めて低いため、内視鏡治療の適応に含まれるようになってきました。

1：2cm以上の広がりだが潰瘍のない分化型の粘膜内がん
2：潰瘍はあるが3cm以下で分化型の粘膜内がん
3：未分化型だが2cm以下で潰瘍のない粘膜内がん
（※）分化型：正常な胃の組織に近い形態で未分化型に比べややおとなしい

Q 早期胃がんは、どうやって見つかるの?

A 内視鏡検査（胃カメラ）と胃透視検査（バリウム検査）で発見されることがほとんどですが、バリウム検査だけで診断のつくことはなく、胃カメラを行い胃の組織を取って見る病理検査が必要です。症状は、ほとんどの方が、無症状だったり、非常に軽い症状（胃痛やむかつき）しかありませんので、

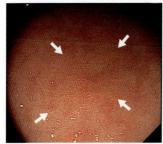
写真1　通常観察では、矢印の範囲に早期胃がんがありますが、淡く赤い粘膜のため非常に分かりづらいです

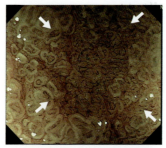
写真2　NBI併用＋拡大内視鏡観察：約80倍でがんの表面を観察し、病変の悪性度診断、病変範囲などの精密診断が可能となります

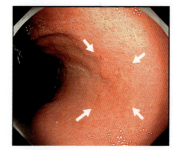
写真3　通常観察では、わずかに凹凸不整で赤い所に早期胃がんがありますが、非常に分かりづらいです

写真4　早期胃がんの色素内視鏡観察：
青い色素をはじいた箇所が早期胃がんです。病変の範囲が明瞭となります

症状がないからといって安心してはいけません。

近年、NBI（Narrow Band Imaging：狭帯粋フィルターを電子スコープに組み込んだもの）併用拡大観察（写真1、2）や酢酸インジゴカルミン混合液による色素内視鏡（AIM法、写真3、4）などを用い、通常の観察では、がん細胞の境界が非常に分かりにくい病変も確実に診断、治療ができるようになってきています。

Q 内視鏡治療って、どうやるの？

A 早期胃がんに対する内視鏡治療には、内視鏡的粘膜切除術（Endoscopic Mucosal Resection,EMR）と内視鏡的粘膜下層剥離術（Endoscopic Submucosal Dissection,ESD）の2種類があります。

EMRは、病変の下に生理食塩水などを注入して少し浮き上がらせてから、ループ状のワイヤーをかけて高周波電流を流して焼き切る方法です。簡便ですが、安全に切除できるのは最大2cm程度です。

一方、ESDは近年開発された方法で、慣れた医師なら、胃のどの部位でも、サイズの大きな病変や、潰瘍痕（瘢痕）のある病変でも切除できます。病変の下に生理食塩水よりも粘りのある液体（グリセオールやヒアルロン酸液）を注入して隆起させ、病変周囲の粘膜を切開し、粘膜下層を直接観察しながらITナイフなどの器具を用いて剥離し切除します。大きな病変でも一括切除可能です（図）。

しかし、内視鏡検査（胃カメラ）で、外科的手術が必要となる粘膜下層まで浸潤があると診断されたがんのうち、本当に粘膜下層まで浸潤したがんだったのは約60％と、内視鏡診断だけでは必ずしも正確ではありません。最終的な診断は、切り取った細胞を顕微鏡で見て決定するため、内視鏡治療の際にできるだけ一括切除して、正確に術後評価をすることが重要です。

Q&Aで分かる最新治療 — 消化器の病気

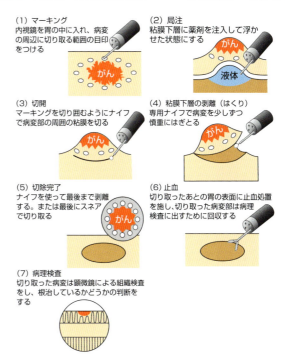

（1）マーキング
内視鏡を胃の中に入れ、病変の周辺に切り取る範囲の目印をつける

（2）局注
粘膜下層に薬剤を注入して浮かせた状態にする

（3）切開
マーキングを切り囲むようにナイフで病変部の周囲の粘膜を切る

（4）粘膜下層の剥離（はくり）
専用ナイフで病変を少しずつ慎重にはぎとる

（5）切除完了
ナイフを使って最後まで剥離する。または最後にスネアで切り取る

（6）止血
切り取ったあとの胃の表面に止血処置を施し、切り取った病変部は病理検査に出すために回収する

（7）病理検査
切り取った病変は顕微鏡による組織検査をし、根治しているかどうかの判断をする

図　内視鏡的粘膜下層剥離術（ESD）

まとめ

1. 早期胃がんで発見できれば、お腹を切らずに（内視鏡治療で）根治できる可能性が高いです。
2. 早期胃がんは症状のないことが非常に多く、検診などで内視鏡検査（胃カメラ）を受けてください。
3. 早期胃がんの内視鏡治療ではできるだけ一括で切除し、正確な病理診断が重要です。
4. 当院では、ESDを導入し、質の高い内視鏡治療を行っています。

Q13 大腸がんの治療法は進歩していますか？

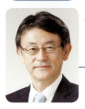

私がお答えします。

がん治療センター　部長

小林 道也
(こばやし みちや)

Q 手術をしなくてはいけないと言われたけど、どんな方法があるの？

 がんがごく早期の段階で発見された場合は、大腸内視鏡によって取り除けることもありますが、進行がんの場合は手術をしなければいけません。手術の方法には、従来のお腹を大きく開ける方法（開腹手術）と小さく開ける方法（腹腔鏡手術）があります。

　腹腔鏡手術は、お腹の中にカメラを入れてモニターで腹腔内を観察しながら1cm弱の穴（傷）を数か所開けます（写真1、2）。ここから器具を出し入れして手術を行うものです。腹腔鏡手術は、手術手技が難しく、開腹手術に比べやや時間がかかるといったデメリットもありますが、傷が小さく、それによって痛みが少ないこと、手術後の回復が早いことなどのメリットがあります。

　当院では1997年から積極的に大腸の腹腔鏡手術に取り組んできました。当初は通常の大腸内視鏡で切除できない大きな良性ポリープや早期の大腸がんを対象としていましたが、2002年からは進行大腸がんの手術も行っています。現在は大腸がん手術のうち約90％がこの腹腔鏡手術です。

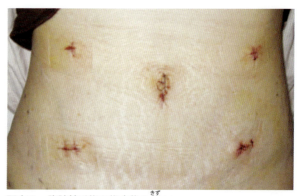

写真2　腹腔鏡手術の術直後の創：
腹腔鏡手術では、通常は臍と4か所の小さい傷ができます。腹腔鏡補助下直腸手術（低位前方切除術）術後7日目（抜糸時）

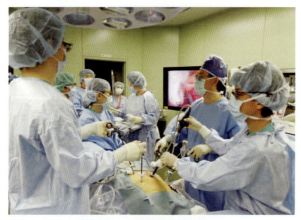

写真1　3D内視鏡を用いた腹腔鏡手術風景：
みんながモニターを見ています

Q 傷が小さいことはいいことだけど、目立たないようにはできないの？

 できます。最近では単孔式腹腔鏡手術（たんこうしきふくくうきょうしゅじゅつ）という方法もあり、臍を2〜3cm縦切りし、その傷から通常2本の器具と1本のカメラをお腹の中に入れて手術をします。臍の所に一つだけ傷ができることになります（写真3）。臍の大きさは人によって異なりますが、手術痕が目立ちにくいのが特長です。すべての大腸がんに単孔式腹腔鏡手術が適応できるわけではありません。できる限り傷が小さい方が患者さんの体への負担は少なく

Q&A で分かる最新治療 ── 消化器の病気

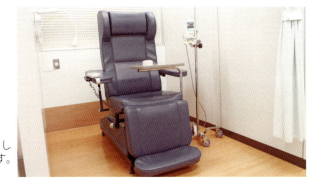

写真4　電動チェア：
外来化学療法室でリラックスして抗がん剤治療が受けられます。テレビを見ることも可能です

て済みますし、見た目もきれいです。当院では一部の早期大腸がんに適応しています。

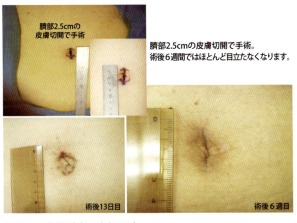

写真3　良性腫瘍回盲部切除：
単孔式の場合は臍だけになります

Q 抗がん剤治療は、入院してするの？

A 大腸がんに用いられる抗がん剤には幾つかの種類があり、それぞれの薬によって特徴的な副作用が起こることがあります。最近は、副作用の予防薬や対処法などの研究も行われています。特に、よく耳にされる吐(は)き気などには有効な予防薬が増えています。そのほかの副作用に対しても患者さんへの負担を少なくできるようになってきました。大腸がんの抗がん剤治療では、副作用のために寝込むようなことはほとんどなく、入院の必要もないため外来通院で行うことが可能です。

当院では治療の間、患者さんと家族がリラックスした状態で快適に過ごしてもらえるように外来化学療法室を設けています。ベッド2床、電動リクライニングチェア12台の点滴ブースがあり、それぞれのブースにはナースコールが備え付けられ、看護師による対応が瞬時にできます。また、がん治療専門の看護師だけではなく、薬剤師もいますので患者さんには安心して治療を受けてもらえます（写真4）。

まとめ

1. 大腸がんに対して腹腔鏡手術を行うことで、より患者さんへの負担が軽くなっています。当院では約90％が腹腔鏡手術です。
2. 傷跡がほとんど見えない手術法も可能です。
3. 抗がん剤治療は外来で行うため、日常生活を送りながら治療ができます。
4. 手術、抗がん剤治療などの全国規模の臨床試験にも積極的に参加（50試験以上）し、日常診療の中でも常に最新の治療を目指しています。

Q14 糖尿病は、治りますか？

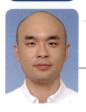

私がお答えします。

内分泌・糖尿病内科　助教

高田 浩史
（たかた ひろし）

Q なぜ、糖尿病になるのですか？

A 人間は膵臓（お腹にある臓器）でインスリンというホルモンを作っています。インスリンは血液中の糖分が体中の細胞にエネルギー源として取り込むために必要なものです。糖尿病とはインスリンが作られなくなったり、作ってはいても効きにくくなったりして、血糖値（血液中の糖分の量）が上昇する病気です。

糖尿病の原因は人によって異なり、それぞれの患者さんに合わせた治療法を選んでいきます。食事・運動療法だけで血糖コントロールが良くなる人もいれば、インスリン注射が必要な患者さんもいます。また、一時的に内服薬やインスリンで治療を行っても、その後、きちんと食事・運動療法を行うことで薬が不要になる人もいます。残念ながら、現在のところは糖尿病を完治する治療法はありません。したがって余病を引き起こさないために、糖尿病と上手に付き合っていくことが大切です。

Q 糖尿病の1型と2型って、何ですか？

A 近年、日本をはじめ世界中で糖尿病患者の数が急速に増加しています。「糖尿病」と聞いて皆さんが想像されるのは、食事や運動不足などの生活習慣が原因となる糖尿病だと思います。これは2型糖尿病のことです。インスリンを作る量が徐々に減ったり、良くない生活習慣によりインスリンの効きが悪くなったりすることで発症します。日本の糖尿病患者さんの約95％がこの2型糖尿病で、残り約5％が1型糖尿病と言われています。

1型糖尿病は、免疫異常などのため、突然インスリンを作ることが出来なくなり発症します。そのため1型糖尿病は初めからインスリン投与が必要になることが多く、インスリンを打っている子どもの多くはこの1型糖尿病です。1型糖尿病の治療は難しく、当院のように1型糖尿病の診療に慣れた病院で治療を受けることが望ましいといえます。

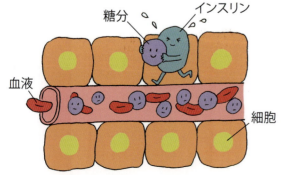

インスリンは細胞へ糖分の取り込みに必要

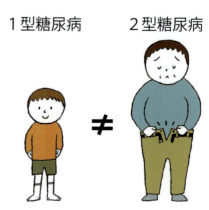

1型糖尿病　≠　2型糖尿病

Q&Aで分かる最新治療 ── 生活習慣病・肝臓・膵臓・腎臓の病気

Q 糖尿病の最新の治療法は？

A 近年、糖尿病の新薬が数多く開発されています。内服薬では低血糖を起こしにくい薬や体重が増えにくい薬など、インスリン製剤では非常に短時間のみ効果のあるものや、逆に24時間以上効果が持続するものなどが登場しています。

糖尿病治療に用いる機器も新たに開発されています。高齢者や小児でも使いやすいインスリン注射具や、痛みを感じにくい細い注射針、細かくインスリン注入量が設定できる高性能なインスリンポンプ、24時間血糖を測定でき低血糖をアラームで知らせてくれる自己血糖測定器などです。

またiPS細胞をはじめとした再生医療分野の研究も進んでいます。再生医療による治療に期待する人は多いようです。現在のところ、実際に使える段階には達していません。しかし、年々研究も進んでおり、今後に期待していただきたいと思います。

今後、それぞれの患者さんの病状や生活スタイルに、より適した糖尿病治療が選択できるようになっていくでしょう。その反面で糖尿病治療に、より専門性が必要にもなってきています。そのため、一度は糖尿病専門医による診療を受けていただくことをお勧めします。

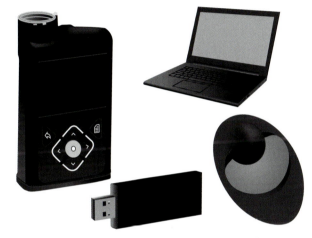

24時間血糖値が測定できる最新式インスリンポンプ

まとめ

1. 糖尿病治療の基本は食事療法で、正しい食生活を守ることが欠かせません。
2. 当院では、患者さんにより適したオーダーメイドの治療法を提供していくことを心掛けています。
3. 日々の生活のなかで無理をせず余病を起こさないように血糖コントロールを行い、糖尿病と上手に付き合っていくことが大切です。

Q15 脂肪肝は、どんな点に注意したらいいですか？

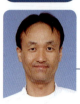

私がお答えします。

消化器内科　講師

小野 正文（おの まさふみ）

Q 脂肪肝って、どんな病気？

A 脂肪肝は食べ過ぎやお酒（アルコール）の飲み過ぎによって、肝臓の細胞内に脂肪（中性脂肪）が過剰にたまった状態を言います。「写真1」のように肝臓全体がフォアグラのように黄色に変化してきます。

脂肪肝の多くは飲酒（アルコール）、肥満、糖尿病、脂質異常症などのメタボリック症候群が原因ですが、一部の薬剤や内分泌疾患（ないぶんぴしっかん）などが原因となっている場合もあります。

脂肪肝は、腹部エコーや腹部CT（写真2）で簡単に診断できるため、検診で指摘される人が多く、現在、日本で男性の約4割、女性の約2割が脂肪肝と言われ、国民病とさえ言えます。また、年齢では男性の場合は30歳代から50歳代、女性の場合は高齢になるほど脂肪肝の確率が高くなることも明らかになっています。そういった年齢層の人は注意が必要です。

Q 脂肪肝は放っておいても大丈夫ですか？

A C型肝炎やB型肝炎は多くの人が慢性肝炎、肝硬変、そして肝がんに進行していきます。高知県では多量飲酒による脂肪肝が多く、肝炎、肝硬変へと進展して肝がんが発生する場合があることは以前から知られています。しかし、ほとんど飲酒をしない人の脂肪肝でも、その2～3割の人が肝炎や肝硬変となり、肝細胞がん（写真3）が発生する場合のあることが明らかになってきました。

このようなタイプの脂肪肝を非アルコール性脂肪性肝炎（Non-Alcoholic Steatohepatitis; NASH ナッシュ）と言います。NASH患者さんの多くは肥満、糖尿病、脂質異常症、高血圧などのメタボリック症候群を合併していることが多いため、このような病気を持っている人や治療中の人は、NASHになっていないかどうかの診断が重要です。

NASHは知らないうちに肝硬変などへ病状が進行する脂肪肝であるため、検診などで脂肪肝を指摘された人は、一度、専門医を受診されることを

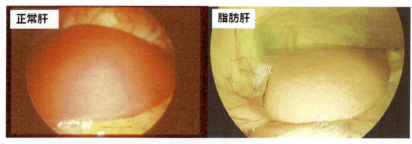

写真1　正常肝（左）と脂肪肝（腹腔鏡による観察、右）
（大阪市立大学医学部・藤井英樹先生提供）

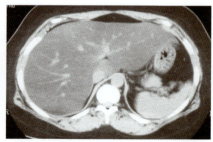

写真2　高度脂肪化（腹部CT）：脂肪が蓄積すると肝臓全体が黒くなってきます

Q&Aで分かる最新治療 ── 生活習慣病・肝臓・膵臓・腎臓の病気

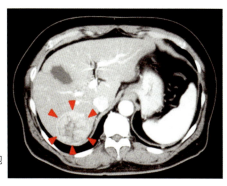

写真3　脂肪肝患者さんに発症した肝細胞がん（矢印）

お勧めします。専門医では、特殊な血液検査や、そのほか詳細な検査とともに、肝臓の組織の一部を採取する肝生検を行い、顕微鏡で肝臓を詳細に診ることでNASHの確定診断をしています。

Q 脂肪肝を改善するには、どうしたらいいですか？

A 脂肪肝を改善するには、まずダイエットが求められます。低カロリー・低脂肪食でバランスの良い食事を摂ることが必要です。最近は、ジュースやコーラなど清涼飲料水を多く摂る人の中に脂肪肝の人を多く見かけます。ペットボトルの清涼飲料水500mlに含まれる糖質は、砂糖に換算すると約50〜60gになります。これは砂糖のスティック（1本2gの場合）25〜30本に相当します。また、清涼飲料水に多く含まれている果糖は内臓脂肪蓄積や脂肪肝の重要な要因であることが明らかになっています。こういった観点からも清涼飲料水の飲み過ぎには注意が必要です。

さらに、ダイエットのためにも毎日、適度の運動をすることが大切です。脂肪肝のある人の多くはメタボリック症候群を合併しており、高血圧や心臓病を持っている場合があります。担当医に相談しながら、急激な運動を避けて、毎日、ウォーキングなど軽めの運動をすることが大切でしょう。膝関節痛のためにあまり歩けない人は、プールなどでのウォーキングもお勧めです。また、ラジオ体操などで軽く汗をかく程度の運動も、毎日続けることで効果があることが分かっています。

飲酒が脂肪肝の主な原因となっている人は、毎日の飲酒量を減らすことが最も大切です。週に1〜2回は休肝日を設けるなどして肝臓をいたわりましょう。肥満や糖尿病を伴っている場合は、飲酒により脂肪肝がよりひどくなることが知られています。太り過ぎにはぜひとも注意していただくことが必要です。

病状が進行した脂肪肝に対しては、病態に応じた薬物治療を行うことがあります。多くの人は糖尿病や脂質異常症、高血圧などのメタボリック症候群を伴っており、それらの治療を中心に服薬を続けてください。そのような場合にもダイエットと飲酒の減量が重要であることは言うまでもありません。

脂肪肝はメタボリック症候群の重要な一症状です。軽い病気と考えないで、ぜひ専門医を受診してください。

まとめ

1. 脂肪肝の原因は肥満、糖尿病などメタボリック症候群が多いです。
2. 飲酒も脂肪肝の原因として重要です。
3. 脂肪肝から肝硬変、肝がんになる場合があり注意が必要です。
4. 当院ではNASHの診断、治療を積極的に行っています。

Q16 ウイルス肝炎の治療のポイントは？

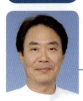

私がお答えします。

消化器内科　准教授

岩﨑 信二（いわさき しんじ）

Q なぜウイルス肝炎の治療が大切なのですか？

A 肝臓のがん（肝がん）には肝炎ウイルスの感染で起こるウイルス肝炎が大きな原因であることが分かっています。肝炎を治療せずに慢性肝炎の状態が続くと、次第に肝硬変となり、その中に肝がんができてくるのです。

2013年に当院に肝がんで入院した患者さん165人の原因を調べると、Ｃ型肝炎が70％、Ｂ型肝炎は7％、合わせて4分の3でウイルス肝炎が関係していました（図）。ウイルスの治療を行えば肝がんになる可能性は減りますが、ウイルス肝炎であることに気付かず、早めに十分な治療を受けなかったため、気付いたら肝がんができていたという患者さんも少なくありませんでした。アルコールを多く飲んでいる人は、より若い年齢で肝がんになることも分かっています。Ｃ型肝炎は肝硬変になると1年間で約7％の患者さんが肝がんを発症します。従って、10年もたてば大半の人が肝がんになってしまいます。

一方、Ｂ型肝炎では多くの人がウイルスを体内に持ったまま何事もなく一生を過ごしますが、一部の人、特に血液中のウイルス量が多い人は肝がんを発症しやすくなります。肝がんの治療技術も進歩していますが、肝炎ウイルスが感染したままだとがんの再発が起こりやすく、全国で毎年2万人から3万人の患者さんが肝がんで亡くなっています。ウイルス肝炎を治療すれば、この数を大幅に減少させることができます。つまり、ウイルス肝炎の治療は肝がんの予防なのです。

Q 症状がなくても治療は必要ですか？

A 肝臓病の代表的な症状は黄疸（おうだん）、腹水（ふくすい）ですが、肝硬変になっても症状が出ないことがよくあります。肝臓は1kgあまりの重量があり、十分余裕を持って働いているため、少々のダメージでは音を上げず、その結果、症状が出にくいのです。肝臓が「沈黙の臓器」と呼ばれるゆえんです。症状はあてにならないので、定期的に血液検査と画像診断で状態を追跡することが大切です。

Ｃ型肝炎は20～30年かけて肝硬変に進行し、高年齢者ほど肝がんの発症率が高くなります。肝機能の数字としてよく使われるALTの値が高くなくてもがんの危険性はあります。がん予防とし

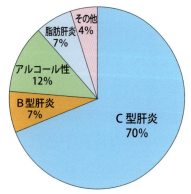

図　当院に肝がん治療で入院した患者さんの原因疾患（2013年、165人）

Q&Aで分かる最新治療 —— 生活習慣病・肝臓・膵臓・腎臓の病気

表 C型肝炎、B型肝炎の治療

C型肝炎の治療（Ib型ウイルス、高ウイルス量）	
1	ペグインターフェロン（週1回皮下注射、24週間）
	リバビリン（毎日服用、24週間）
	プロテアーゼ阻害薬（毎日服用、12〜24週間）の3剤併用
2	1の治療で効果がない患者さん、インターフェロンが副作用などで使えない患者さんには、経口薬を毎日服用、12〜24週間
B型肝炎の治療	
1	エンテカビル、テノフォビルなどの抗ウイルス薬（毎日服用）
2	ペグインターフェロン（週1回皮下注射、48週間）

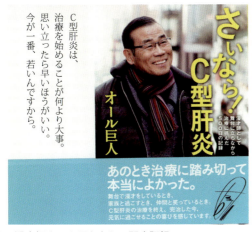

写真　漫才師オール巨人さんの闘病記録：
『さいなら！C型肝炎』© ヨシモトブックス

てのC型肝炎治療をいつ始めるかは、タレントのオール巨人さんが闘病記で指摘している通り「できるだけ早い時期に行う」ことが大切です（写真）。

一方、B型肝炎は帯状疱疹（ほうしん）ウイルスのように体に潜んでいて、急に肝炎を起こしたり、若くても肝がんができることがあり、肝炎を起こしてなくても専門医に定期的に受診することが必要です。

Q 肝炎の治療はつらいと聞きますが、どうなのでしょう？

A 1990年代にC型肝炎のインターフェロン治療が始まった当時、副作用が多く10人に1〜2人しか治りませんでしたが、その後、副作用が軽く効果の高い治療法が開発されました。週1回のインターフェロン皮下注射に2種類の飲み薬を併用して24週間続ける治療法で、80%以上の患者さんが治癒します。

また、患者さんの年齢や状態に応じた治療計画を立てて身体的負担を最小限に抑える工夫をし、医療費の助成で経済的負担も軽減されました。2014年から登場した飲み薬だけの治療はほぼ100%の有効率で、今までインターフェロン治療が効かなかったり、できなかった患者さんに福音となることでしょう。B型肝炎ウイルスを体から排除することは困難ですが、活動を抑える飲み薬が優れた効果を挙げています（表）。

大切なことは、まず肝炎にかかっていないかどうか、の検査を受けることです。高知県内の福祉保健所で無料検査ができ、手術や内視鏡を受けたことがある場合は病院に記録が残っているはずなので確認してください。

まとめ

1. ウイルス肝炎は肝がんの原因になるため、早期の治療が必要です。
2. C型肝炎はインターフェロンのほかに飲み薬だけの治療があります。ほぼ100%の方が治ります。
3. B型肝炎は抗ウイルス薬で、ほぼ100%抑えることが可能です。
4. ウイルス肝炎治療には医療費助成が適用されます。
5. 当院は、患者さんに応じた最新のウイルス肝炎治療を行っています。

Q17 腎臓病はどのように診断し、治療をするのですか？

私たちがお答えします。

腎臓・膠原病内科　講師
堀野 太郎（ほりの たろう）

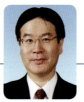

腎臓・膠原病内科　教授
寺田 典生（てらだ よしお）

Q 腎臓病って、どんな病気？

腎臓は血液から不要になった老廃物を尿として排泄（はいせつ）することで、体内の状態を常に健康に保っています。腎臓の機能が低下しても初期には自覚症状がなく、かつては「沈黙の臓器」とも言われていました。腎臓の働きは血清クレアチニン値（Cre）から糸球体濾過率（しきゅうたいろかりつ）（eGFR）として計算できます。腎臓の働きが正常の25％未満（eGER 30未満）になると、体内に老廃物が蓄積して尿毒症の症状が出てきて腎不全といわれる状態となります。末期腎不全になると透析、また腎移植が必要になります。

日本では、自覚症状のない人も含めた慢性腎臓病の患者さんが約1330万人いると推測され、そのうち透析患者さんは約30万人を超えています。高知県は、全国でも透析導入率が上位で、人口10万人当たりの腎不全による死亡数が全国1位です。したがって、慢性腎不全となってから治療を開始するのでは遅く、自覚症状のない早期から腎臓病を診断して治療を始めることが重要です。最近、早期診断のために慢性腎臓病や急性腎障害の基準を使います。

慢性腎臓病は腎臓の働きが正常の50％未満（eGFR 60未満）、または尿蛋白（にょうたんぱく）が正常範囲以上（0.15g/日以上）で3か月以上続く病気を指します。慢性腎臓病があると腎不全になりやすく、使える薬の種類や量も注意が求められるのです。

急性腎障害はかつて「急性腎不全」とも言われ、手術や造影剤使用の後、急激に腎臓の働きが悪化する病気です。最新の診断基準では48時間でCreが0.3 mg/dl以上、または元の1.5倍以上上昇する病気とされています。早期診断して治療しないと、すぐにも腎不全になり透析が必要となります。

当院ではCKD病診連携協議会の活動を通じて高知県行政、高知県医師会と連携して腎臓病の診断、治療を推進しています。

Q 腎臓病はどうやって診断する？

高知県では2011年から全国に先駆けて特定健診でCreとeGFRが検査項目に組み込まれ早期発見に一役買っています。また、尿検査で蛋白尿、血尿が持続する場合も腎臓病の疑いがあります。しかし、腎臓病には腎臓だけに病気が起こる原発性腎炎（げんぱつせいじんえん）のほか、糖尿病や膠原病（こうげん）など、ほかの全身性疾患に付随する二次性腎障害もあり、さまざまな病状が複雑に絡み合っており、治療を確実に進めるための最終診断には、腎臓の組織を確認する必要があります。

当院では年間60件以上の腎臓組織検査（腎生検）（じんせいけん）を行っており、診断、治療のための学内検討会を週1回、多施設合同検討会を月1回、四国検討会を年

Q&Aで分かる最新治療 ── 生活習慣病・肝臓・膵臓・腎臓の病気

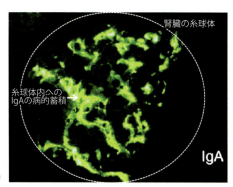

写真2　IgA腎症　腎臓病理組織（腎生検による）：
　　　糸球体への異常免疫グロブリンA（IgA）の沈着（緑）

1回で実施しています。

さらに、今後もっと早期の腎障害の診断を可能にするため、新規の検査の開発を進めています。

Q 腎臓病の治療は、どのようにするのですか？

A 腎臓病は患者さん一人ひとりの原因や重症度などが異なるため、最も適した治療も違ってきます。当院では、前述の腎生検による腎臓病とその重症度の診断を元に、患者さんに合わせたオーダーメード治療を行っています。例えば、日本人に最も多いIgA腎症という腎炎（写真1、2）の患者さんに対しては、最新の根治治療である扁桃腺摘出術（へんとうせんてきしゅつじゅつ）とステロイド点滴療法(図)を併せて行っています。この治療法が、どのような患者さんにより有効かが分かってきており、最新の情報に基づいて、治療の適応やほかの治療法との組み合わせを提案しています。

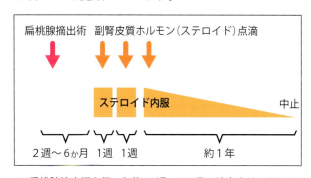

※扁桃腺摘出術を行った後、2週〜6か月の時点よりステロイド点滴3日間＋ステロイド内服4日間の1クール7日間を3クール行います。その後はステロイド内服を約1年間で徐々に減量しながら継続したのち原則には中止します。

図　扁摘パルス療法（へんてき）（概要イメージ）

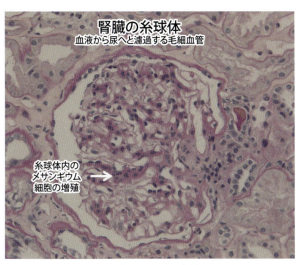

写真1　IgA腎症　腎臓病理組織（腎生検による）：
　　　メサンギウム細胞の異常増殖

まとめ

1. 慢性腎臓病、急性腎障害は非常に多い病気です。
2. 腎臓病は早期診断・早期治療を行わないと腎不全・透析に伸展します。
3. 当院では、多種多様な腎疾患の診断とそれぞれに適した最新の治療を行っています。

Q18 関節リウマチは治るのですか？

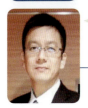

私がお答えします。

腎臓・膠原病内科　助教

谷口 義典（たにぐち よしのり）

Q 関節リウマチって、どんな病気？

A 関節リウマチは、高齢の方がかかる病気と誤解されやすいのですが、一般的に30～50歳代で発病する人が多く、男女比1：3の割合で女性に多い疾患と言われています。従来、病気の進行は5～10年をかけてゆっくり進行するとされていましたが、最近の研究で発症から1～2年で急速に進行することが明らかになりました。具体的な症状として、発症当初は関節の炎症によって手足の痛みや腫れが生じます。そのほか、朝起きたときに関節が動かしにくい（朝のこわばり）状態になります。倦怠感（体のだるさ）・微熱・体重減少などさまざまな症状があります。これらの症状が強い場合は、関節リウマチを疑う必要があります。

症状が強い状態を放置しておくと、徐々に関節の損傷が生じてきます。関節の損傷が起こると、基本的にはその関節は元の状態に戻りません。損傷が進行すると、まともな日常生活を送ることが困難になってしまいます。例えば仕事、家事、育児、介護、趣味ができなくなるどころか、毎日の食事さえ困難になります。すなわち関節リウマチとは、QOLの低下（生活の質の低下）をもたらす病気と言えます。

したがって、早期発見・早期治療が必要となりますが、発症当初の症状だけでは、ほかの病気との鑑別が非常に難しい病気です。鑑別が必要な疾患として、偽痛風、脊椎関節炎、全身性エリテマトーデス、変形性関節症、リウマチ性多発筋痛症など数多く挙げられます。

発症早期に関節リウマチと診断するため、近年、画像診断法が大きな進歩を遂げました。代表的なものが関節MRI検査と関節超音波検査です。これらは、従来のX線検査で骨びらんという所見がとらえられない早期から的確に滑膜炎、骨髄浮腫、骨びらんなどをとらえることができ、早期診断のために活用されてきています（写真1）。したがって、リウマチ専門医による専門的な知識、さまざまな検査所見から総合的に診断されることが大変重要です。

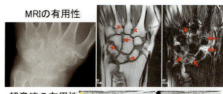
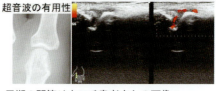

写真1　早期の関節リウマチ患者さんの画像：
（上）手のX線上は明らかな骨びらんなど異常所見を認めませんが、MRIでは矢印で示すように骨びらん変化や滑膜炎の所見を認めます。（下）同様にX線上は異常所見を認めませんが、関節超音波では黒い滑膜肥厚所見と同部位に赤い血流増多所見を認め、活動性の滑膜炎を認めます

Q どんな治療がありますか？

A 関節リウマチの治療は、この10年で大きく変ぼうを遂げました。従来は、関節の痛みだけを抑えることを目的に抗炎症薬やステロイドが使

Q&Aで分かる最新治療 ―― 生活習慣病・肝臓・膵臓・腎臓の病気

表 目標達成に向けた治療（Treat to Target：T2T）：
このようなT2Tの概念の下に、現在の治療目標が立てられます

基本的な考え方 (Overarching Principles)	患者版
A.	関節リウマチの治療は、患者とリウマチ医が共に決めるべきです
B.	最も重要な治療ゴールは、長期にわたって生活の質（QOL）を良い状態に保つことです これは、次の事によって達成できます ・痛み、炎症、こわばり、疲労のような症状をコントロールする ・関節や骨に対する損傷を起こさない ・身体機能を正常に戻し、再度、社会活動に参加出来るようにする
C.	治療ゴールを達成するために最も重要な方法は、関節の炎症を止めることです
D.	明確な目標に向けて疾患活動性をコントロールする治療は、関節リウマチに最も良い結果をもたらします。それは、疾患活動性をチェックし、目標が達成されない場合に治療を見直すことによって可能となります

リコメンデーション	患者版
1.	関節リウマチ治療の目標は、まず臨床的寛解を達成することです
2.	臨床的寛解とは、炎症によって引き起こされる疾患の症状・徴候が全くないことです
3.	治療目標は寛解とすべきです。しかし、特に病歴の長い患者では困難な場合もあり、低疾患活動性が当面の目標となります
4.	薬物治療の内容は、治療目標が達成されるまで少なくとも3ヵ月ごとに見直されています
5.	疾患活動性は定期的にチェックし、記録することが大切です。中～高疾患活動性の患者さんでは毎月、低疾患活動性または寛解が維持されている患者さんでは3～6ヵ月ごとに行うことが必要です
6.	日常診療における治療方針の決定には、関節の診察を含む総合的な疾患活動性のチェック法を用いることが必要です

Maarten de Wit, et al. Ann Rheum Dis 2011,published online April 7, 2011

われてきました。しかし、これらの薬では一時的に痛みを抑えることができても、関節の損傷を抑えることはできません。また、ステロイドは長期に服用することでデメリット（骨粗しょう症や感染リスク増加など）の多いことが知られています。

最近は、一般的に抗リウマチ薬と呼ばれる飲み薬から治療を始めます。代表的な薬にメトトレキサートがあります。それでも効果が認められない場合（6か月以内に判断）は、生物学的製剤と呼ばれる注射の薬を使います。これには幾つかの種類があり、大きく点滴と皮下注射に分けられます。特に、皮下注射の薬は糖尿病のインスリン注射と同様、自宅治療が可能です。

これらの薬を患者さんの症状や合併症、環境などに応じて適切に使い分ける必要があります。関節の変形が進んだ場合は手術による外科的な修復が必要で、できる限り早期に、厳格に、内科的な治療で抑えることが、関節リウマチ治療の基本となるからです。最近は、骨びらんなどの関節破壊は生物学的製剤によって修復可能な報告（写真2）や、また寛解が続き、薬を休むことができる報告も増えていて、大きな希望を持った薬です。

関節リウマチの治療が飛躍的に進歩したことで、現在は、関節リウマチ患者さんの将来の関節の損傷を長期にわたって防ぐことが可能となってきました。こうした状況を受けて、国際的に関節リウマチ治療の新しい概念が普及しています。これを「目標達成に向けた治療（Treat to Target：T2T）」と言います（表）。T2Tは将来の関節の損傷を防ぐうえで大変重要なアプローチです。

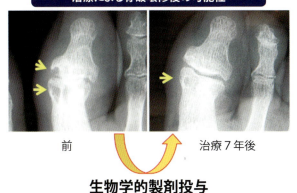

写真2　生物学的製剤導入前は矢印のように明らかな骨びらんを認めていたが、生物学的製剤導入7年後には骨びらんの修復が認められます

まとめ

1. 関節の痛み、腫れ、朝のこわばりがあれば、まずは関節リウマチを疑います。
2. リウマチ専門医による早期診断・早期治療が求められます。
3. 長期的な視点から患者さんに応じた適切な治療アプローチ「T2T」が重要です。
4. 当院では最新の画像診断や治療を提供しています。

Q19 肝臓がんの外科治療には、どんなものがありますか？

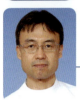

私がお答えします。

肝胆膵外科　教授

花﨑 和弘

Q 肝臓がんって、どんな病気？

A 肝臓から発生する原発性肝がんと、ほかから肝臓に転移した転移性肝がんがあります。原発性肝がんの多くはC型かB型のウイルス肝炎から発生した肝細胞がんです。我が国の肝細胞がんの約75％がC型肝炎由来、約15％がB型肝炎由来です。

高知県は肝細胞がんの多発地域です。C型やB型のウイルス肝炎にかかったら、ただちに日本肝臓学会認定の肝臓専門医（2014年6月時点で高知県内に33人います）の診察を受けてください。原発性肝がんのもう一つは肝内胆管がん（写真1、2、図）です。肝細胞がんに比べて発見しにくく、治療成績もあまり良くありません。外科治療の対象となる転移性肝がんは大腸がんから転移したものが多いです。

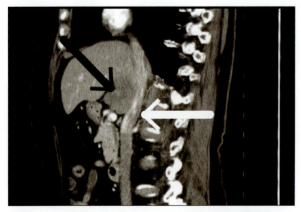

写真1　下大静脈（白矢印）への浸潤が疑われる胆管細胞がん（黒矢印）

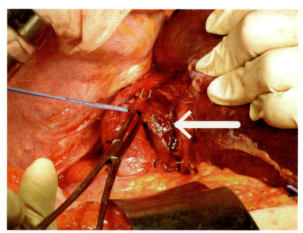

写真2　肝尾状葉（白矢印）および下大静脈（青テープ）を含めて肝切除が行われました

当院は、一施設としては県内最多の10人の肝臓専門医が常勤し、肝がん治療に積極的に取り組んでいます。特に大きな肝がんや複数の肝がんがあるからといってあきらめないで、ぜひ、当院を受診してください。

Q 肝臓がんに対する手術って？

A 肝細胞がんが3個以内で肝機能に余力があれば肝切除ができます。また転移性肝がんは肝機能に余力があれば、たとえ3個以上の転移がある場合でも手術が可能です。肝がんは積極的な肝手術によって延命が期待できるのです。

当院では2006年4月から2011年6月に181例の肝細胞がんに対し、肝切除が行われ、術後5年生存率は約70％と良好です。特に、直径10cm

Q&Aで分かる最新治療 ── 生活習慣病・肝臓・膵臓・腎臓の病気

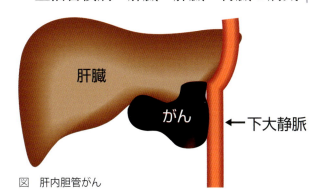

図　肝内胆管がん

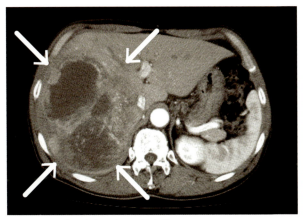

写真3　肝臓の大半を占める肝細胞

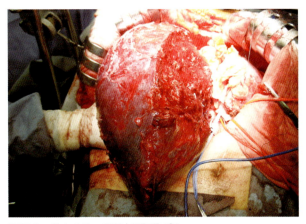

写真4　重さ2.9kgの巨大肝細胞がん

を超える巨大肝細胞がん（写真3、4）に対する切除を行ってきた実績もあります。また2012年より開始された腹腔鏡（ふくくうきょう）を使用した肝切除も開腹手術同様に安全に行っており、順調な場合は手術後1週間ほどで退院できます。

　当院では高知県内で唯一の肝臓専門医・指導医の資格を持つ外科医（筆者）が常勤しており、安心して肝臓がん手術が受けられます。

Q 最近、流行の肝再生医療って、何？

A 肝臓は再生する臓器として有名です。最近の研究で肝臓を切除しても、早ければ術後5日目から再生が始まることが明らかになりました。高知大学先端医療学推進センターでは肝再生医療の研究を推進しており、さまざまな研究成果が蓄積されてきています。また当院では、最先端の研究成果の一部を肝切除後の肝再生医療にも応用しています。肝再生医療は肝切除後の合併症を予防し、術後の長期生存率向上にも有効な役割を果たすことが期待されています。

まとめ

1. 高知県はC型肝炎由来の肝細胞がんの多発地域です。当院では10人の日本肝臓学会認定の肝臓専門医が診療に当たっています。
2. 当院ではたとえ巨大肝がんであっても、積極的な肝切除が安全に実施できており、長期生存率も良好です。
3. 高知大学先端医療学推進センターでは肝再生医療研究が行われています。

Q20 膵臓がんの外科治療には、どんなものがありますか?

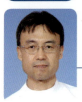

私がお答えします。

肝胆膵外科　教授

花﨑 和弘
（はなざき かずひろ）

Q 膵臓がんって、どんな病気？

A 膵臓がんは消化器がんの中で最も治療が難しいがんにもかかわらず、近年、増加中で「21世紀のがん」とも言われています。その原因は①手術ができる膵臓がんが全体の3分の1しかないこと②たとえ手術しても、その後に肝臓などへの遠隔転移しやすいこと③有効な抗がん剤治療法がないこと、が挙げられます。

そこで、当院では従来の抗がん剤治療だけでなく、新規抗がん剤治療法の開発や切除できない膵臓がんに対する新規治療法にも取り組んでいます。以上のことから膵臓がんの患者さんは膵臓がんだと告知されると精神的ショックも大きいため、高知大学ではセカンドまたはサードオピニオンにも懇切丁寧に対応しています。どうかあきらめずに当院を受診してください。

Q 膵臓がんに対する手術って？

A 膵臓がんに対する手術は発生部位によって異なります。すなわち、十二指腸に近い膵頭部にがんが発生した場合は、膵頭十二指腸切除が行われ、脾臓に近い膵体尾部にがんが発生した場合は、膵体尾部切除が行われます（図）。当院では

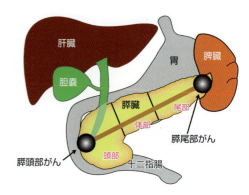

図　膵臓の解剖と膵臓がん発生部位

2013年から膵体尾部切除は腹腔鏡を使用した手術が導入され、良好な手術成績が得られています。また膵臓全体にがんが発生した場合は、膵全摘術が行われます。当院では2006年4月からこれまでに10例の膵全摘術が安全に行われました。

膵頭十二指腸切除（写真1、2）は消化器外科手術の中で最も難しい手術の一つで、膵頭部以外に十二指腸全体と胆管および胃の一部が切除されます。当院では出血量の少ない安全な膵頭十二指腸切除が行われ、良好な手術成績が得られています。

また当院の特徴として、リンパ節転移を伴わない悪性度の低い膵頭部腫瘍を適応にした十二指腸胆管温存膵頭部全切除（写真3、4）が挙げられます。この術式は難しい手術のため全国でも限られた数施設でしか行われておりません。したがって、この手術を希望して県外から当院を受診される患者さんもいます。当院は日本肝胆膵外科学会認定の修練施設（A）だけでなく、高度技能指導医（筆者）も常勤しており、安心して膵臓がん手術が受けられます。

Q&Aで分かる最新治療 —— 生活習慣病・肝臓・膵臓・腎臓の病気

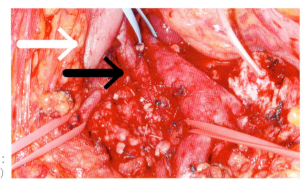

写真4　十二指腸胆管温存膵頭全切除の術中：温存した十二指腸（白矢印）と胆管（黒矢印）

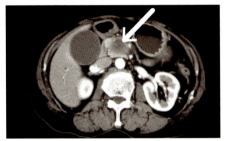

写真1　矢印の黒い部分が膵頭部に発生した膵臓がん

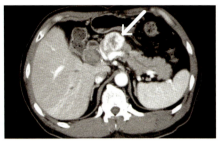

写真3　矢印の白い部分が膵頭部に発生した転移性膵臓がん

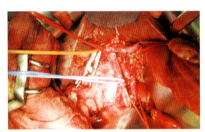

写真2　門脈（青テープ）合併切除を伴う膵頭十二指腸切除終了直後の術中

管理方法に比べて、術後の感染症が減少するだけでなく、入院日数の短縮や入院コストの削減にも有効であることが判明しました。高知大学では日機装社（東京）との産学協同研究を経て開発・商品化した新型人工膵臓装置を駆使した世界最先端の血糖管理が行われ、手術成績向上に有効な役割を果たしています。

Q 人工膵臓を用いた周術期血糖管理って、何？

A　膵臓、肝臓、食道切除などは体への負担が大きい手術のため、手術に伴うストレスによって高血糖が発生しやすいことがよく知られています。手術後に高血糖状態が持続すると術後感染症を発症しやすくなります。術後感染症対策として、当院では世界に先駆けて人工膵臓を用いた周術期（しゅうじゅつき）血糖管理（けっとうかんりほう）法を確立し、この研究成果を世界に発信してきました。

その結果、人工膵臓を用いた厳格な周術期血糖管理を行うと、人工膵臓を使用しない通常の血糖

まとめ

1. 当院は予後向上を目指して新規膵臓がん治療法の開発研究を進めています。
2. 当院は個々の病態に応じた縮小手術から拡大手術まで、多彩な膵臓がん手術が安全に実施できています。
3. 当院は人工膵臓を用いた最先端の周術期血糖管理が行われており、国内だけでなく国際的にも注目されています。

Q21 前立腺がんに対する小線源治療って、どんな治療ですか？

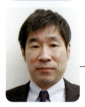

私がお答えします。

泌尿器科　助教

蘆田 真吾
（あしだ しんご）

Q 放射線治療って、どんな治療？

A 一般に放射線治療というと、体の外から放射線を当てる治療法を思い浮かべる人が多いかと思います。これは、外照射という照射方法です。外照射には、通常照射、三次元原体照射、強度変調放射線治療（IMRT）、粒子線治療（陽子線、重粒子線）があります。しかし、粒子線治療は、現在のところ保険適用外なので、高額な治療費が必要となります。

お腹を切ったり、針を刺したりすることはなく、外来通院で治療可能ですが、一度に多くの放射線を当てることはできないので、治療に2か月ほどかかります。1回の照射時間は5分程度、1日の治療は30分以内に終わります。放射線治療には、そのほか内照射という方法があります。これは別名、小線源治療と言って、次に詳しく説明します。

Q 小線源治療って、どんな治療？

A 体の中から放射線を当てて、がん細胞を死滅させる治療法です。小線源治療には、放射線を発する小線源を一時的に前立腺内に挿入して治療する「高線量率組織内照射」と、小線源を永久に前立腺内に埋め込む「永久留置」の二つの

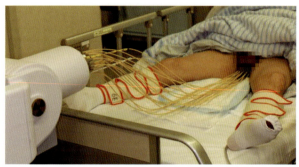

写真1　実際に高線量率組織内照射を行っているところです

方法があります。

どちらも手法はほぼ同じで、会陰部に細い針を刺し、超音波画像で位置を確認しながら、その針を通して小線源を前立腺に挿入します。「写真1」は、高線量率組織内照射を実際に行っているところです。針を刺したまま6時間あいだをあけて2回照射を行います。「写真2、3」は永久留置で用いる小線源の入ったカプセルと、留置後のX線写真です。約60〜100個の小線源を留置します。どちらも治療は1日で終わります。

当院は、これら両方の治療を受けることができる日本で数少ない施設の一つです。どちらの治療を行うかは、患者さんのがんの状態によって決定

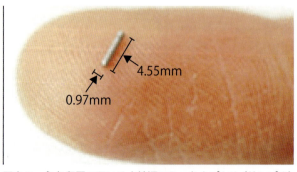

写真2　永久留置で用いる小線源の入ったカプセル（サンプル）

Q&Aで分かる最新治療 —— 泌尿器の病気

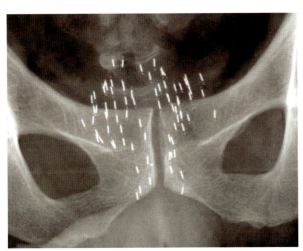

写真3　小線源永久留置後のX線写真

します。ともに入院が必要ですが、手術に比べると体への負担が少なく、体にやさしい治療と言えると思います。

Q 被曝の心配はないのでしょうか？

A 外照射や高線量率組織内照射は、周囲への被曝の心配はありません。永久留置の場合は小線源を体内に埋め込むため、被曝の恐れがありますが、われわれが自然界で受けている自然放射線量より少なく、1m離れると、ほとんど周囲への影響はないと言われています。しかしながら、治療後2か月は、妊婦や子どもさんとの接触は避けるよう指導します。

　放射線治療の副作用としては、治療直後から3〜6か月ごろまでに、頻尿、排尿時痛、血尿、下痢、肛門痛、血便などがみられることがあります。また、6か月から1年以降に、直腸出血、尿道狭窄、性機能障害などを発症することがあります。小線源治療は、外照射に比べて、副作用が少ないのが利点の一つでもあります。

まとめ

1. 前立腺がんに対する放射線治療には、外照射と内照射（小線源治療）があります。
2. 小線源治療には、高線量率組織内照射と永久留置があります。
3. 当院では、高知県で唯一小線源治療が実施できます。
4. 被曝の心配は、ほとんどありません。

Q22 がんの蛍光診断って、何ですか？

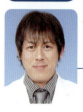

私がお答えします。

泌尿器科　准教授

井上 啓史
(いのうえ けいじ)

Q 蛍光診断って？

  5-アミノレブリン酸という光感受性物質を体内に投与した後、蛍光内視鏡を使って、がんなどの病変を蛍光発光させて観察する診断方法で、正式には光力学診断と言います。

この光力学診断で用いられる5-アミノレブリン酸は、36億年前より動植物に内在する天然アミノ酸であり、血色素（ヘモグロビン）や葉緑素（クロロフィル）として動植物のエネルギー産生に関わることで、生命の根源物質と言われています。

この5-アミノレブリン酸を内服すると、正常細胞に比べてがん細胞に過剰に集まる蛍光物質は、青色の可視光を照射すると赤色に蛍光発光するため、がんの診断方法として臨床応用されるようになりました。

この光力学診断は、がんで共通してみられる生物学的な基本的特性を利用した新しい診断技術といえます。近年では、この光力学診断の有用性が実証され、現在、臨床の現場で導入されつつあります。

Q どんな治療に役に立ちますか？

がんの診断や手術の際に、微小ながんや上皮内がんなどの平たんながんなど、従来の内視鏡では確認することが難しいがんを取り残してしまうことが、がん術後の再発、さらには生命予後に大きく関わっており、重要な臨床課題でした。

そこで、この従来の内視鏡では確認することが困難ながんを、光力学診断によって赤色に蛍光発

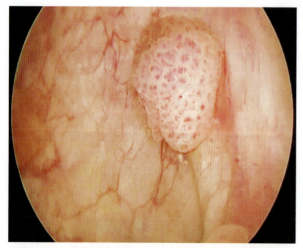

写真1-1　従来の内視鏡により乳頭状に隆起した膀胱がんが観察されます

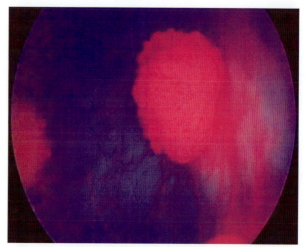

写真1-2　蛍光内視鏡を用いた光力学診断により、膀胱がんが赤色に蛍光発光しています

光させることで、適切に診断し、確実に摘出することができるようになりました。

実際に、脳腫瘍（悪性神経膠腫）や膀胱がん（写真1－1、1－2）では、術中の補助診断としてこの光力学診断を用いることで、残存腫瘍を減少させることができ（写真2）、術後の再発も有意に減少させることが数多く報告されています。

Q どんな病気に使えますか？

A 5-アミノレブリン酸による光力学診断は、これまで、脳腫瘍（悪性神経膠腫）では、欧米に続き日本でも薬事承認を取得し、臨床で実施されています。現在、日本では膀胱がんや胃がんなどに対する適応の拡大、薬事承認に向けた取り組みが計画されており、当院もこの取り組みに参加し、実施する予定です。

今後、ほかのがんにも有用な診断方法として応用されることで、がんの再発に病悩する数多くの患者さんにとって大きな朗報として大いに期待されます。

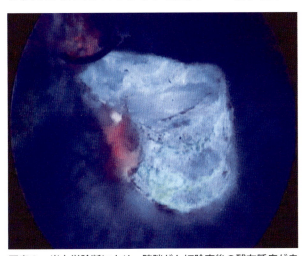

写真2　光力学診断により、膀胱がん切除直後の残存腫瘍が赤色に蛍光発光しています

まとめ

1. 蛍光診断とは、蛍光内視鏡を用いて、がんを赤色に蛍光発光させて観察する方法です。
2. 蛍光診断によって、がんを適切に診断し、確実に摘出できます。
3. 膀胱がんは、蛍光診断の良い適応です。
4. 当院では、今後、がんの蛍光診断に関して薬事承認に向けて取り組む予定です。

Q23 肺の異常を調べる気管支鏡検査は、どんな検査ですか？

私たちがお答えします。

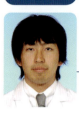
血液・呼吸器内科　医員
荒川 悠
あらかわ ゆう

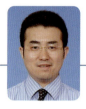
血液・呼吸器内科　助教
大西 広志
おおにし ひろし

Q 気管支鏡検査って？

A 胸部X線写真や胸部CT検査で異常が見つかり、肺がんや間質性肺炎などが疑われる場合に、気管支鏡検査（写真1）をします。気管支鏡検査は、喉を麻酔薬のスプレーで局所麻酔した後に、口から直径6mmまたは4mm程度の細いカメラ（写真2）を入れて、気管・気管支の内腔に異常がないか観察します。さらに、異常な部分から細胞や小さな組織を採取し、悪性細胞や炎症細胞を調べたり、生理食塩水で肺の一部を洗浄して、回収した液の中の細胞の種類や細菌などを検査します。気管支鏡検査自体は15分から1時間程度で終わりますが、当院では2泊3日の検査入院をしています。検査前日に入院していただき、採血などを行い体調を確認します。検査前後に嘔吐して誤嚥を起こさないように、当日の検査前後は絶飲食してもらいます。検査中に咳が多く出て検査が困難な場合や、恐怖心が強い場合は、全身麻酔薬の注射を打ちウトウト眠った状態で検査することもあります。肺は、小さな風船がたくさん集まり、その周りを多くの血管が取り囲んでいる臓器なので、合併症として出血、気胸（肺の組織を取るときに、肺の表面に穴が開いて肺が縮んでしまう状態）、発熱、呼吸不全などが起こる場合があります。検査後は、合併症が起こっていないかどうか1泊して様子をみます。

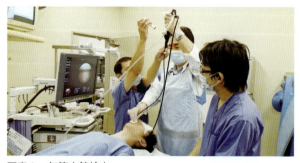
写真1　気管支鏡検査

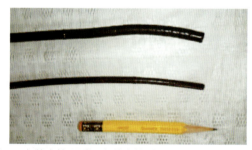
写真2　気管支鏡：通常の気管支鏡（上）、細径気管支鏡（中）、鉛筆（下）

Q 仮想気管支鏡ナビゲーションって？

A 気管・気管支内腔に病変がある場合は、カメラで直接見ながら細胞や組織を採取できますが、肺の端にある病変の場合、カメラで直接見ることが出来ません。無数に枝分かれした気管支の中から病変に到達する枝を探して、肺の端の病変まで到達するのは容易ではありません。そこで登場したのが、仮想気管支鏡を用いたナビゲーションシステムです。これはCT画像データを基に、気管から病変までの道筋を、3D再構成して表示するシステムで、気管支鏡で直接見た気管支

Q&Aで分かる最新治療 —— 呼吸器の病気

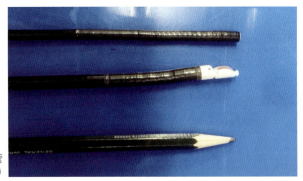

写真4　特殊な気管支鏡：
通常の気管支鏡（上）、超音波気管支鏡（EBUS-TBNA用／中）、鉛筆（下）

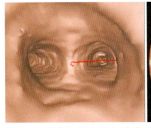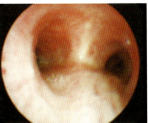

写真3　仮想気管支鏡ナビゲーション画像（左）
実際の気管・気管支のカメラ像（右）

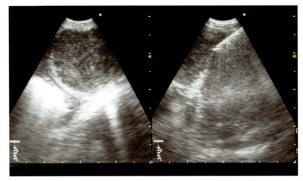

写真5　超音波気管支鏡で見た縦隔リンパ節（左）
リンパ節に針を刺し細胞を採取しているところ（右）

内腔とそっくりの画像を作成することができます（写真3）。つまり、カーナビのように目標までの道筋を案内してくれるため、正確かつ早く病変まで到達することができます。

Q 超音波気管支鏡って？

A 当院ではEBUS（イーバス）（超音波気管支鏡）を用いた検査も行っています。超音波気管支鏡には、EBUS-GS（イーバスジーエス）法とEBUS-TBNA（イーバスティービーエヌエー）法の二つの検査方法があります。肺の中の病変を採取する場合、X線透視で肺を写しながら検査を行うことが一般的でした。しかし、X線は人体を2次元の平面に写すため、病変が淡く見えにくい場合や、奥行きや前後関係が分かりにくい場合に気管支鏡検査が困難でした。EBUS-GS法では、細い超音波器具を気管支鏡内に通し、超音波で病変に到達しているかどうか確認した上で、組織を採取できるため、診断精度が向上します。ナビゲーションシステムとEBUS-GS法を組み合わせることで、さらに、迅速かつ正確な気管支鏡検査を行うことができるようになってきました。

EBUS-TBNA法では、カメラの先に超音波が付いた特殊な気管支鏡（写真4）を用い、気管の裏などにあるリンパ節を、超音波画像を見ながら針で刺して細胞を採取します（写真5）。がんのリンパ節転移、悪性リンパ腫（しゅ）、サルコイドーシス、リンパ節結核などの診断に用いられます。超音波で直接見ながら針を刺すので、大きな血管がそばにある場所でも安全に検査を行うことができます。

まとめ

1. 気管支鏡検査は、通常2泊3日で行っています。
2. 仮想気管支鏡ナビゲーションや超音波気管支鏡を用いて、診断精度を向上しています。
3. 当院では、超音波気管支鏡検査も実施できます。

Q24 喘息とCOPDの最新治療を教えてください

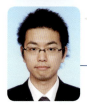
私たちがお答えします。
血液・呼吸器内科　医員
穴吹 和貴

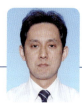
血液・呼吸器内科　助教
宮本 真太郎

Q 咳、痰、息切れが続きます。病気ですか？

A これまで病気を指摘されたことのない人が、咳、痰、息切れを訴えた場合、まず感冒や気管支炎などの感染症を考えます。その症状が長期間続く場合は、年齢にもよりますが、X線検査で肺炎や肺がん、結核などの病気を調べる必要があります。しかし、X線だけでは診断できない病気もあります。それが、気管支喘息とCOPD（慢性閉塞性肺疾患）です。

　気管支喘息は、気道が炎症を起こして狭くなり、呼吸がしにくくなる慢性の病気です。遺伝やアレルギーの影響も大きいと考えられています。COPDは90％以上がタバコの煙が原因で起きる病気です。息が吐きにくくなって、階段や坂道で息切れを感じます。

Q 喘息とCOPDは、どうやって診断しますか？

A どちらの疾患も、息が吐きにくくなる病気です。そこで診断の基本は肺機能検査になります。喘息は夜間や朝方に咳や息苦しさを感じ、喫煙者で運動時に息切れがあればCOPDを疑うなど、症状にも特徴があり、診断の参考になります。X線やCTで肺気腫（肺胞が壊れて黒く抜けた部分）を認めればCOPDを考えます（写真1）。

　しかしこの二つの病気は、共通点が多く、両者が合併することもあるため、診断が難しい場合も多くみられます。そこで当院では、さらに診断を深めるために以下のような検査も実施しています。

　一つ目は気管支を広げる吸入薬を吸ってもらい肺機能検査の結果が改善するかどうかを見る検査です。改善があれば、喘息治療薬に反応があるものと考えられ、気管支喘息と診断します。

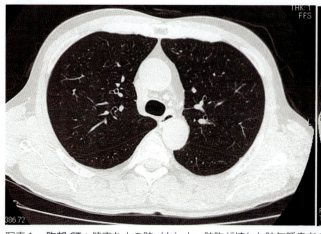
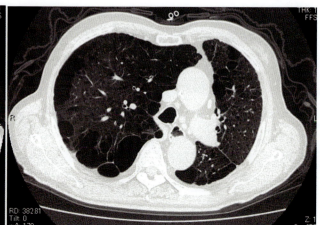

写真1　胸部CT：健康な人の肺（左）と、肺胞が壊れた肺気腫患者の肺（右）

Q&Aで分かる最新治療——呼吸器の病気

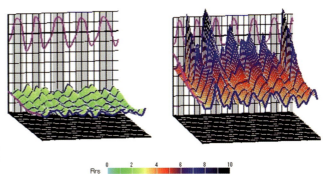

図 呼吸抵抗の測定結果：健康な人（左）と呼吸抵抗が高いCOPD患者（右）

二つ目は、呼気中の一酸化窒素濃度を測定する検査です（写真2）。喘息の患者さんは気道の炎症の影響により、吐く息の中の一酸化窒素が増えていることが報告されています。数分で実施できる検査で、喘息診断の参考にします。

三つ目は、呼吸抵抗を測定する検査です（図）。この機器は肺機能検査のように強く息を吐き出す必要がなく、マウスピースをくわえて普通に呼吸をするだけで呼吸抵抗を測定できます。この機器を使用することで、呼吸抵抗の変動パターンから喘息とCOPDの鑑別に役立てています。

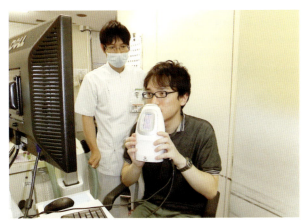

写真2 呼気を機器に吹き込み、一酸化窒素濃度を測定している様子

Q 最新の治療はどんなもの？

A どちらの疾患も治療の基本は吸入薬です。β2刺激薬や抗コリン薬の吸入で気管支を拡張させ、ステロイドの吸入薬で気管支の炎症を抑えます。現在、新しい薬が次々と登場しており、吸入の手技が簡便なものや、1日の吸入回数が少なくて済むもの、薬の効果に速効性があるものなど、それぞれ特徴があります。当院を受診されると診察や精密検査によって、患者さん一人ひとりに適した薬剤が見つかるはずです。

また、吸入薬や内服薬だけでは症状が良くならない重症・難治性の喘息の患者さんに対しては、抗IgE抗体という新たな分子標的薬の皮下注射治療もあります。高額な薬剤であり、使用するためには事前にアレルギーについての血液検査で使用可能かどうかを調べる必要があります。

この治療を開始すると劇的に効果があって、喘息症状が消失したり、内服しなくてはいけない薬の量を減らせたりする症例を多く経験しています。

まとめ

1. 長引く咳、痰、息切れは、喘息やCOPDの可能性があります。
2. 当院には、呼気中一酸化窒素濃度測定器や呼吸抵抗測定器など診断に役立つ機器を備えています。
3. 吸入薬も新薬が次々と登場し、重症・難治性の喘息の新規注射薬もあります。

Q25 禁煙したい…禁煙してもらいたい…でも出来ない… そんなとき、どうしたらいいですか？

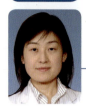

私がお答えします。

総合診療部　助教

北村 聡子
（きたむら さとこ）

Q タバコは、何がいけないのですか？

A 皆さんは、タバコの煙に何種類の有害物質が入っているかご存じですか？　実は、およそ200種類もあるのです。その粒子はPM2.5よりさらに小さい1.0μm以下で、肺や胃腸などに広く行き渡ります。肺だけでなく、鼻や口の粘膜・胃腸、皮膚や血管も有害物質の影響で炎症を引き起こし、あらゆる「がん」の原因となります。酸素不足や血流障害による疾患（多血症、脳卒中、心筋梗塞（しんきんこうそく）など）も引き起こします（図）。

例えば、長引く風邪や肺炎、喘息（ぜんそく）、認知症、高血圧、傷の治りが悪い、頭痛、皮膚炎などの身近な症状も関連しているのです。両親の喫煙は不妊、流早産（りゅうそうざん）、低体重児（ていたいじゅうじ）、子どもの喘息のリスクになります。さらに青少年の喫煙は、運動能力や精神活動の発達に悪影響を及ぼします。ちなみに、受動喫煙も喫煙と同様の影響があると考えられています。

Q なぜ禁煙したくても、うまくできないのですか？

A 「タバコ依存症（いぞんしょう）」のためです。ここでいう「依存」とは①ニコチンに対する身体的依存（ニコチン依存症（いぞんしょう））②喫煙行為に対する心理的依存――を指します。

通常、私たちは気分が良いと感じたり、リラックスするための物質を自然と脳内に出すことができます。しかし、タバコを吸い始めると、ニコチンがこれらの物質を無理やり出させてしまい、そのため自然には出にくい状態となります。しかも、ニコチンは短時間で急激に消失し、その反動でいらいらしたり怒りっぽくなったり、集中力が保てなくなり（離脱症状（りだつしょうじょう））、その落差からニコチン依存症に陥るのです。これらの離脱症状はタバコを吸うと治まるので、喫煙者はタバコのおかげでリラックスできていると思いがちですが、そもそもタバコを吸ってなければ、ニコチン切れの症状もないので、大きな誤解ということになります。

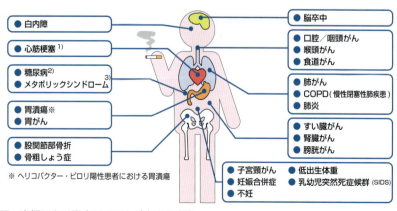

図　喫煙により発症のリスクが高まる疾患

※ ヘリコバクター・ピロリ陽性患者における胃潰瘍

Centers for Disease Control and Prevention : Surgeon General's Report-The Health Consequences of Smoking: 25.2004 [L20070921030]

1) Baba, S, et al : Eur J Cardiovasc Prev Rehabil. 13(2) : 207.2006 [L20070921046]

2) Uchimoto. S. et al: Diabet Med. 16(11) : 951.1999 [L20070918101]

3) Ishizawa. N. et al : Atherosclerosis. 181(2) : 381.2005 [L20070918105] より作図

Q&Aで分かる最新治療 —— 呼吸器の病気

ニコチンパッチ（貼り薬）の場合	バレニクリン（飲み薬）の場合
約12,000円	約18,000円
（自由診療の場合は約40,000円）	（自由診療の場合は約60,000円）

表　保険適用条件を満たした場合の禁煙外来費用
（12週間投薬・通院の合計）　　　　　　　　　　2014年10月現在

　このように喫煙者は「気分の落ち込みやストレスをなくしてくれるタバコは、自分にとってなくてはならない」と考えるようになり、ニコチンの離脱症状以外のさまざまな症状や状況に対してもタバコを吸ってしまいます。これが、喫煙行為に対する心理的依存です。「手持ちぶさた」「口寂しくて、つい」「食後に」「お酒と一緒に」と、何げなく吸ってしまっている場合もあるでしょう。

　禁煙がうまくいくコツは、これらのタバコ依存の仕組みをしっかり理解して取り組むことが大切です。

Q 禁煙外来では、どんなことをするのですか？

A 専任の医師と看護師が、健康状態や生活習慣などについて話を伺い、禁煙の方法を相談していきます。最も重要なことは、タバコの害を知り、ニコチン依存や自分の心理状態と向き合い、タバコと縁を切りたいと心から思っていただくことです。その上でニコチン離脱症状を軽減するため、飲み薬や貼り薬などを用いて治療を始めます。

Q どうやって禁煙外来は受診するの？

A 当院の禁煙外来は玄関ホール右手の総合診療部で行っています。薬物療法と十分なカウンセリングができるように、完全予約制にしています。受診を希望される方は、病院の総合案内や主治医に相談してください。

Q 保険は適用されるの？

A ニコチン依存症と診断された場合は、12週間の投薬と通院（5回）に対して保険適用になります（表）。ニコチン依存症と診断されるには①「これまでの喫煙年数」×「一日の喫煙本数」が200以上である②タバコに対する依存症状が強い③すぐに禁煙を始めようと考えている——などの条件が必要です。この基準に満たない場合は保険の適用外で、自由診療（自費）での治療となります。

まとめ

1. タバコはさまざまな有害物質を含み、さまざまな健康被害をきたします。
2. タバコ依存とは、ニコチンへの身体依存と心理依存があります。
3. 禁煙の第一歩は、タバコの害やニコチン依存症についてよく理解することです。

Q26 肺がんの個別化治療って、何ですか？

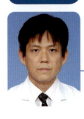

私がお答えします。

血液・呼吸器内科　准教授

窪田 哲也
（くぼた　てつや）

Q 肺がんって、どんな病気？

A 肺にできる「がん」で、タバコや大気汚染物質などによって遺伝子が傷つくことで生じます。高齢者に多く、まだまだ増加傾向にあります。肺がんは発見されたとき、既に手術ができない場合が過半数を占めているため、肺がん治療は内科的治療の役割が大きいです。

主な肺がんの種類には小細胞がん、腺がん、扁平上皮がん、大細胞がんがあり、小細胞がん以外をまとめて非小細胞がんと言います。治療は、これら肺がんの種類に応じて行います。

従来、抗がん薬治療は小細胞肺がん用と非小細胞肺がん用に大ざっぱに分けられていました。ところが、近年肺がんの中の腺がんと呼ばれるタイプの中に特殊な遺伝子（発がんに直接関わる遺伝子）が関わっていて、特殊な薬（分子標的薬、表）がよく効くことが分かってきました。

分　類	薬品名（商品名）
EGFRチロシンキナーゼ阻害剤	ゲフィチニブ（イレッサ®） エルロチニブ（タルセバ®） アファチニブ（ジオトリフ®）
ALK阻害剤	クリゾチニブ（ザーコリ®） アレクチニブ（アレセンサ®）
血管新生阻害剤	ベバシズマブ（アバスチン®）

表　肺がんに対する分子標的薬

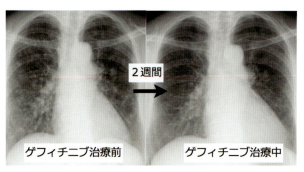

写真　ゲフィチニブ治療前と治療中：治療前両側の肺に見られた無数の豆粒状の影が、ゲフィチニブ治療開始後2週間で分からないくらいに縮小しています

Q 分子標的薬って、何ですか？

A 特定分子の働きに作用するよう最初から設計して作られた薬です。肺がん分子標的薬の代表格がEGFRチロシンキナーゼ阻害薬と呼ばれる薬です。肺がん細胞の持つEGFR遺伝子に特定の変異がある患者さんにはゲフィチニブなどの内服薬がよく効くことが分かっています（写真）。

分子標的薬は通常の抗がん薬とは異なる副作用が出現し、一時話題にもなりました。発売当初は内服薬ということもあって、今から見れば必ずしも適切でない使われ方もありました。最近は健康保険上もEGFR遺伝子変異のある患者さんに限定して用いるようになってきたため、以前より安全に使用できるようになっています。

また、ある種の遺伝子を持っている患者さん（異常ではなくて個性です）はある特定の薬の副作用が強く出ることも分かってきました。このような

Q&A で分かる最新治療 —— 呼吸器の病気

背景から、十分な経験を有する専門医が治療することで「効果を高め、副作用を少なくする」個別化治療が可能になっています。

Q 個別化治療って、どんな治療法？

A 文字通り「その人に合わせた治療」という意味で、その患者さんの肺がんの持っている性質や患者さんの状態、年齢などに応じて、よりきめ細かく行う治療のことです。洋服に例えて、既製服（レディメード）に対する「テーラーメード（特別仕立て）」「オーダーメード（注文服：実は和製英語）」の治療とも言われています。

つまり、がん細胞にどのような遺伝子異常の関与があるのか、組織のタイプはどういうものなのか、優先すべき合併症が出ていないか、何歳なのか、身の回りのことを自分でどのくらいできているのかなどを検討して、その患者さんに最適の治療方法を細かく決めます。ある特定の分子標的薬を使うためには、肺がん細胞が特定の遺伝子異常を持っていることを検査しなければなりません。

当院では、検査時の検体を一次保存し、肺がん細胞が検出されれば後日、検査に提出する態勢ができています。最近はより効果に優れ、副作用が少なくなるように開発された分子標的薬の臨床試験が次々と行われています。

Q その他の治療は？

A 当院では、一部の肺がんに対してWT1ペプチドワクチン療法という免疫療法の臨床試験を実施しています。対象となる患者さんにはさまざまな条件があり、主治医を通じて確認してください。

まとめ

1. 肺がんは増加しています。
2. 肺がんの中でも腺がんは原因となる遺伝子異常が分かってきています。
3. それぞれに合った治療法があります。
4. 当院では個別化治療を行っています。

Q27 変形性膝関節症の痛みを和らげるには、どうすればいいですか？

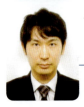

私がお答えします。

整形外科　医員

阿漕 孝治（あそうこうじ）

Q 変形性膝関節症って、どんな病気？

A 正常の膝関節は関節の表面は軟骨で覆われており、膝にかかる衝撃を和らげたり、滑らかな関節の動きを可能にしています。しかし変形性膝関節症では、軟骨がすり減り、立ち上がりや歩き始めるときなどに痛みを認めます。病状が進行してくると軟骨の下の骨がむき出しになり、膝を動かすと骨と骨が直接当たってしまうため強い痛みが生じます。

X線写真では、関節のすき間が狭くなって関節が変形しているので、整形外科を受診していただくと診断は比較的容易にできます（写真1）。変形性膝関節症で膝に痛みがある患者さんは日本で約800万人にも達すると推計され、老年人口の増加につれて、今後、その数はさらに増えるものと予測されています。

実際に、膝関節の痛みを訴えて整形外科外来を受診する患者さんの数は、腰の痛みに次いで2番目に多く、その大部分が変形性膝関節症による痛みが原因です。

症状が悪化すると、自分で移動する能力が低下して要介護になる危険度が高い状態、すなわちロコモティブシンドロームとなる可能性があり、早期発見し、その進行を予防することが重要になります。

Q 変形性膝関節症の痛みを和らげるにはどうすればいいですか？

A 変形性膝関節症の痛みに対する治療の基本は運動療法です。運動療法として筋力強化や膝の屈伸、ストレッチなどがあります。一般に、運動して痛みがひどくならなければ、安静にする必要はありません。運動療法をしっかり行っても痛みが残る場合には、そのほかの治療法を組み合わせます。体重が標準体重を上回っている場合には減量が有効です。O脚のため、歩くときに膝が横ぶれを起こす方には、膝装具や靴の中敷きを

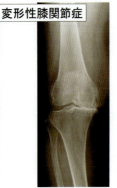

写真1　変形性膝関節症：内側の関節の隙間が狭くなり、関節の変形を認めます（右膝）

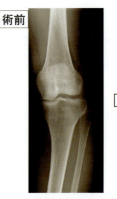 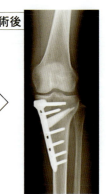

写真2　高位脛骨骨切り術後には、術前のO脚が矯正されています（左膝）

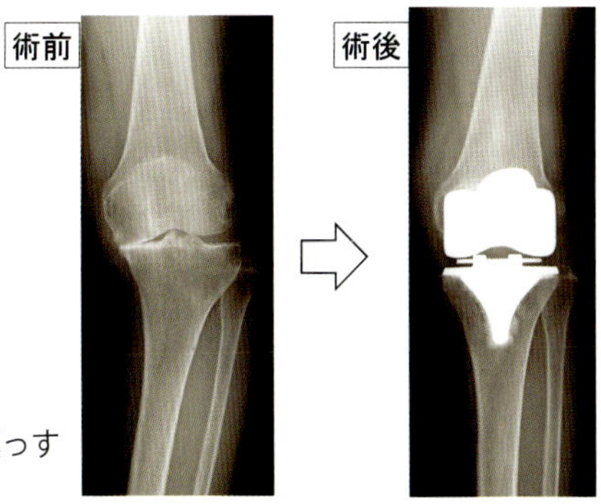

Q&A で分かる最新治療 —— 整形外科の病気

写真3 人工関節置換術によって、変形が強い膝も真っすぐな膝になります（左膝）

使って横ぶれを少なくすることもできます。また、ヒアルロン酸の関節注射や痛み止め、湿布などの薬剤を適宜、使用することも可能です。

各種、保存治療を組み合わせても良くならない場合は、一歩進んだ治療として手術治療を検討されてはいかがでしょうか。手術治療には、骨を切る手術（高位脛骨骨切り術）と関節を入れ換える手術（人工関節置換術）があります。変形性膝関節症の患者さんの多くが膝関節内側の軟骨がすり減り、O脚となっています。

高位脛骨骨切り術では、すねの骨（脛骨）を切ることでO脚を矯正することにより膝の痛みを軽減させる手術法です（写真2）。自分の関節を残すことが最大の利点で、変形が強くなく、運動や肉体を使う仕事を行うなど活動性が高い患者さんにお勧めしています。

人工関節置換術は、変形性膝関節症の手術として最も多く行われている方法で、膝の変形が強くなり、日常生活に支障をきたす場合によい適応となります。変形した関節表面を人工の関節に入れ換えることで、歩行時の痛みと横ぶれなどがなくなり、歩行能力がかなり改善されます（写真3）。

Q 手術を受けるのは怖くないですか？

A 当院では、手術を受ける患者さんの痛みと関節症の進行の程度、生活様式などを的確に把握し、それぞれの患者さんに最もふさわしい方法を提案いたします。手術を受けるときには、やはり「痛くないか、術後、うまく歩けるのだろうか」などの不安があるのは当然のことだと思います。

その不安に対する取り組みとして、当院では、痛みが少なく、回復の早い手術方法を取り入れています。痛み止めの飲み薬だけでなく、神経ブロックや関節内鎮痛法、患者さん自身が操作し鎮痛剤を投与する方法などを組み合わせることで、術後の痛みを少なくする取り組みを行っています。術後の痛みが少ないと早期回復につながり、リハビリも順調に進みます。今後も、当院での手術治療に満足されるような取り組みを進めてまいります。

まとめ

1. 変形性膝関節症は早期発見し、進行を予防することが重要です。
2. 変形性膝関節症の治療には、運動療法や減量、装具、ヒアルロン酸注射、各種痛み止め、手術療法があります。
3. 当院では痛みが少なく回復の早い手術方法を取り入れています。

Q28 脊椎手術も小さな傷で受けられますか？

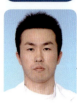

私がお答えします。

整形外科 助教

喜安 克仁
(きやす かつひと)

Q 脊椎の病気って、どんな病気ですか？

 背骨は、脊椎という骨が積み重なって構成されています。脊椎には二つの働きがあります。体を支える柱の働きと、脳から体や手足につながる神経の束（脊髄）を脊椎の骨の中で保護する働きです。脊髄の通り道を脊柱管と言います。ではこの二つの働きに分けて、よく起こる脊椎（今回は腰の骨）の病気を説明します。

体を支える柱が痛んでしまう病気では、骨粗しょう症性椎体骨折（圧迫骨折）があります。加齢に伴い骨粗しょう症が進行すると脊椎が弱くなり、ちょっとした転倒などで骨折します。そうすると、突然強い腰痛が起こります。治療のためにコルセットを装着して安静にしてもらいますが、うまく骨がくっつかず、慢性の痛みが続くとき手術となります。

また加齢とともに背骨が不安定になったり、バランスがとれなくなったりすることがあります。これを腰椎変性すべり症、腰椎変性後側弯症と言い、慢性腰痛の原因となる場合があります。

次は脊柱管の病気です。脊椎の骨や靭帯、椎間板は加齢変化に伴って変形してきます。変形した骨や靭帯、椎間板によって脊柱管を通っている神経が圧迫されるようになります。腰椎椎間板ヘルニア、腰部脊柱管狭窄症などが代表的な病気です。腰痛に加えて、足のしびれや痛みが出てきます。

特に、長時間の立位や歩行がつらくなります。病状が軽いときは内服やコルセット、神経ブロックなどの保存治療を行いますが、悪化すると手術が必要になります。

Q 小さな傷での手術？

 従来の脊椎の手術は、一般的に背中から行います。まず脊椎の後ろに付いている筋肉(背筋)を脊椎から一部剥がして行いますが、この方法は筋肉を傷め、体への負担も大きくなる問題があります。そこで、できるだけ筋肉を傷めないように小さな切開で筋肉の間から手術を行います。

では、先ほど挙げた病気の手術治療方法を説明します。骨粗しょう症性椎体骨折は、骨折した椎体を中心に左右それぞれ約3cmの切開を行い、そこから骨折した椎体の中にリン酸カルシウム骨セメントを注入します（図）。セメントは約12時間で固まります。固まれば歩行が開始でき、強い腰痛が軽減されます（写真1）。腰椎椎間板ヘルニアは、約2～3cmの切開を行い、筋肉の間に内視鏡を挿入して、内視鏡下にヘルニアを切除します（写真2）。

腰部脊柱管狭窄症については、約3～4cmの切開で内視鏡や顕微鏡で神経を圧迫している骨や靭帯、椎間板を切除し、神経の圧迫を取り除きま

Q&Aで分かる最新治療 —— 整形外科の病気

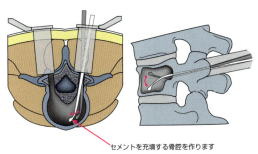

図　骨粗しょう症性椎体骨折の手術治療：
骨粗しょう症性椎体骨折で骨折した骨の中に
リン酸カルシウム骨セメントを充填します

セメントを充填する骨腔を作ります

カラーアトラス脊椎・脊髄外科　2013・中外医薬社より引用

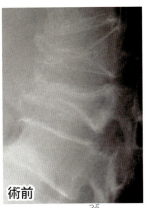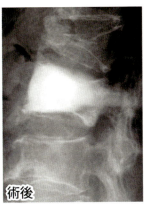

写真1　手術前に潰れていた骨の中に白いセメントが充填されています

す。腰部脊柱管狭窄症には脊椎が不安定な腰椎変性すべり症を伴うことがあります。そのときはスクリューなどの金属で固定する手術が必要になることがあります。そのときも、筋肉をできるだけ剥がさずに、筋肉の間から挿入しています。

　こういった小切開で行う手術を脊椎 minimum invasive surgery（MIS）と言います。ただすべての脊椎の手術が対応できるわけではありません。病気の状態によっては難しいことがあり、手術が必要かどうか、手術方法などは主治医と相談して決定してください。

Q 脊椎の手術後は痛いですか？

A 脊椎 minimum invasive surgery の特徴は、手術における出血が少ないこと、傷が小さいことです。そのため比較的術後の痛みは少なく、次の日から立ったり、歩いたりが可能です。もちろん痛みを軽減するための薬による術後疼痛コントロールも行います。数日すれば元気に歩けるようになります。

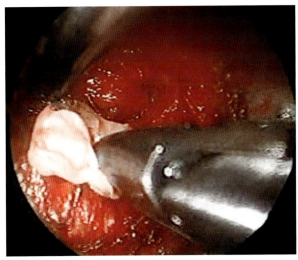

写真2　内視鏡で椎間板ヘルニアを摘出しています

まとめ

1. 脊椎の病気では腰痛、足のしびれや痛みが出てきます。
2. 脊椎の病気の治療には、保存治療と手術治療があります。
3. 当院では、脊椎 minimum invasive surgery（MIS）が受けられます。

87

Q29 加齢黄斑変性の最新治療法とは？

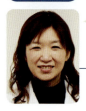

私がお答えします。

眼科　助教

松下 恵理子

Q 加齢黄斑変性って、どんな病気？

 網膜という光を感じる膜の中心である黄斑に障害が生じ、見ようとする所が見えにくくなる病気です（図1）。欧米では成人の失明原因の第1位となっており、日本でも社会の高齢化と生活の欧米化により近年増加しており、現在失明原因の第4位となっています。

年齢を重ねるとともに、網膜の下に老廃物が蓄積してきます。それにより黄斑部の機能が低下する病気が、加齢黄斑変性です。加齢黄斑変性には大きく分けると「萎縮型」と「滲出型」の2種類があります。

「萎縮型」は、網膜色素上皮が徐々に萎縮していき、網膜が変性し、視力が徐々に低下していく病気です。

「滲出型」は、異常な血管（脈絡膜新生血管）が出現し、網膜が障害されていく病気です（図2）。新生血管は正常の血管と異なり弱いので、血漿成分が漏れると網膜が腫れたり網膜下に水がたまります。また血管が破れると「出血」となり、そのために網膜が正しく働かなくなり視力が低下します。

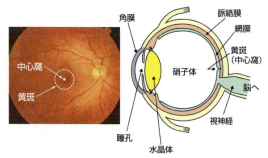

図1　眼のしくみ

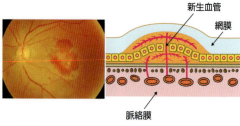

図2　加齢黄斑変性の黄斑部：
黄斑部に異常な血管である新生血管が出現

Q どんな症状が現れますか？

 ゆがんだフィルムで写すとゆがんで写すように、むくみのあるゆがんだ網膜で見るとゆがんで見えます。さらに黄斑部の変性が進むと、真ん中が見えなくなり、視力が低下します。通常、治療をしなければ多くの患者さんで視力が徐々に低下します。網膜下に大きな出血が起こると突然、著しい視力低下が起こることもあります。萎縮型と滲出型を比べると、滲出型の方が進行が早く、視力悪化も重症なことが多いです。

Q どんな検査をしますか？

 簡単にできるのが、「アムスラー検査」といって、碁盤の目のような図を見てもらい、ゆがみを調べる検査です（図3）。線が曲がったり、ぼやけたり、欠けたりする場合は加齢黄斑変性などの黄斑疾患の

Q&Aで分かる最新治療 ── 眼・耳鼻咽喉・皮ふの病気

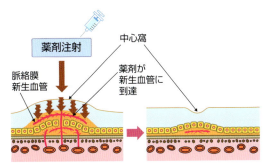

図4　抗血管新生薬療法

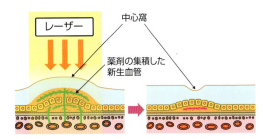

図5　光線力学的療法

可能性があります。詳しく調べるには眼底検査で眼底出血や網膜浮腫(ふしゅ)の状態を確認し、「造影検査」といって、造影剤を注入し眼底写真を撮影することで、新生血管などの状態を詳しく調べる検査をします。

さらに「光干渉断層計(ひかりかんしょうだんそうけい)」といって、網膜の断面を撮ることにより、網膜やその下の新生血管などの状態を立体的に把握できます。この検査は短時間ででき、負担も少なく頻回に検査を行うことができるため、治療経過を把握するためによく行われます。

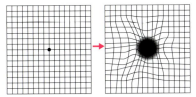

図3　**アムスラー検査**：病気の部分がゆがんで見えたり、黒くなって見えにくくなります

Q どんな治療法がありますか？

A まず萎縮型の加齢黄斑変性の場合ですが、残念ながら現在のところ治療方法はありません。一方、滲出型には以下の治療法があります。治療の目的は、異常な血管である「脈絡膜新生血管」の拡大を抑え、視力を維持あるいは改善することです。ただし、いずれの治療も視力を正常に戻すことは困難です。

①抗血管新生薬療法（図4）／これは薬物治療として、病気の原因となる新生血管の発生を抑える薬の眼内注射を行い、病気の進行を抑える治療です。この場合、薬を目の中に定期的に注射します。

②光線力学的療法(こうせんりきがくてきりょうほう)（図5）／ビスダイン®というレーザー光線に反応する薬を点滴し、その後、非常に弱い出力の専用のレーザーを病変に照射する治療法です。この方法では、網膜を焼かないように弱いレーザー光線で病気の部分だけを沈静化させることができます。ただ、治療後48時間以内に強い光に当たると、体の皮膚が赤くなったりする光過敏反応が起こることがあるため治療後は注意が必要です。

③レーザー光凝固／脈絡膜新生血管が黄斑の中心から離れた場所にある場合には、強い出力のレーザー光線で病気の原因となっている新生血管を固めて、出血を起こさないようにすることがあります。いずれの治療も一度で終了するのは難しく、定期的に検査を行い、治療の継続・再治療を行うかどうかを決めます。

まとめ

1. 加齢黄斑変性は、最近まで効果的な治療法がない疾患でした。
2. 現在は、早期発見できれば改善の可能性もある治療となってきました。
3. 当院では前述の治療をすべて行っております。
4. 線がゆがんで見える・中心が見えないといった症状は、加齢黄斑変性の初期症状のことがありますので、早めの眼底検査をお勧めします。

Q30 網膜硝子体手術とは、どんな手術ですか？

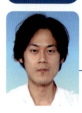

私がお答えします。

眼科　助教

多田 憲太郎

Q 網膜、硝子体とは何ですか？

A 網膜は眼球の壁の最も内側に存在する膜で、物を見るために重要な組織です（図1）。カメラで例えるとフィルムに当たります。その網膜の中でも一番重要な部分は、中央にある黄斑部で、視力や色の識別に関係する細胞が集まっています。外から入ってきた光は網膜に到達し、網膜で得られた光の刺激が視神経を通り脳に伝わります。

硝子体は透明なゼリー状の物質で、眼球内部の大部分を占めています。その成分の99％は水であり、透明で光を通過しやすく、また、外からの力を吸収し眼球の形を保つ役割があります。この硝子体は加齢により収縮変化を起こし、徐々に接している網膜から剥がれていきます（後部硝子体剥離、図2）。

Q どんな病気に網膜硝子体手術をするのですか？

A 網膜硝子体手術とは簡単に言うと硝子体を除去する手術です。眼内の出血や炎症による混濁で硝子体が濁り、光の通りが悪くなったときに、硝子体そのものを除去する目的で行うこともありますが、その奥に存在する網膜の疾患の治療にも行います。

具体的な病名を挙げると、糖尿病網膜症、網膜剥離、黄斑円孔、黄斑前膜などがあります。

糖尿病網膜症では糖尿病の状態の悪化に伴い新生血管や増殖膜が網膜に発生します。新生血管は構造が脆く出血を起こしやすいため硝子体出血をきたします。出血によってかなり視力低下をきたした場合は、手術によって硝子体ごと出血を除去します。また、増殖膜は網膜を引っ張って網膜剥離の原因にもなるため、可能な限り手術で除去します。

網膜剥離には前述のような糖尿病増殖膜による

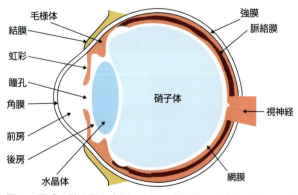

図1　眼球の壁の最も内側にあるのが網膜、眼球内を満たすゼリーが硝子体です

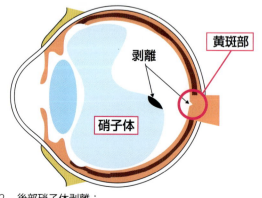

図2　後部硝子体剥離：
硝子体を包む膜が網膜から剥がれます

Q&A で分かる最新治療 —— 眼・耳鼻咽喉・皮ふの病気

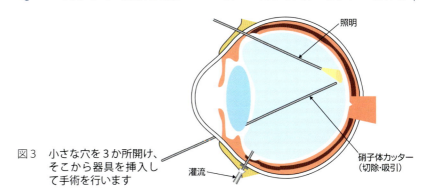

図3　小さな穴を3か所開け、そこから器具を挿入して手術を行います

牽引性の網膜剥離や、後部硝子体剥離に伴い網膜が引っ張られることで網膜に穴が開き、その穴から網膜の下に液が回って網膜が剥がれる裂孔原性の網膜剥離があります。手術で網膜を牽引する硝子体を除去し、穴から排液後に穴の周りをレーザー治療で固め、手術の最後に気体（空気や医療用のガス）を注入することで網膜を本来の位置に戻します。

黄斑円孔も後部硝子体剥離の際に網膜が引っ張られることにより発症する疾患ですが、黄斑部が引っ張られることで黄斑に穴が開き、視力が極端に低下します。手術で硝子体の切除と網膜の表層の膜を剥がし、最後に気体を注入することで穴をふさぎます。

黄斑前膜では黄斑部の表面に異常な膜が発生し、視力低下やものが歪んで見えたりします。手術で硝子体の切除、異常な膜の剥離を行います。

そのほか、眼球内の炎症により混濁を生じた場合や黄斑部にむくみができた場合にも網膜硝子体手術が適応されることがあります。

トがあります。手術は基本的に局所麻酔で行います。

眼球に小さな穴（0.5mm穴）を3か所開け、そこに照明器具、硝子体を切除するカッター、眼球の形態を保ち灌流液を流すためのチューブを差し込んで手術を行います（図3）。手術時間は疾患や重症度にもよりますが1～2時間です。網膜剥離や黄斑円孔など術中に気体を注入した場合は、術後にうつ伏せによる安静を必要とします（図4）。うつ伏せの期間は入れる気体の種類や量で変わってきますが、1週間程度です。

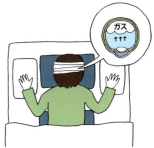

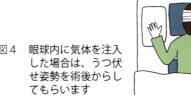

図4　眼球内に気体を注入した場合は、うつ伏せ姿勢を術後からしてもらいます

Q 手術はどのように行いますか？傷は大きいですか？

A 網膜硝子体手術は眼科治療の中では難しい手術の一つですが、近年では手術機器の改良や進歩に伴い、手術成績や安全性が向上しました。当院では25G（ゲージ）小切開硝子体手術（切開0.5mm）を採用しており、眼球への負担が少なく術後の炎症も軽減され、日常生活へ早く復帰できるというメリッ

まとめ

1. 糖尿病網膜症、網膜剥離、黄斑円孔、黄斑前膜などの網膜硝子体疾患に適応します。
2. 基本的に局所麻酔で傷口が0.5mmの小切開手術です。
3. 術中に眼球内に気体を注入した場合は、術後のうつ伏せが必要です。

Q31 緑内障の治療法とは？

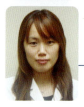

私がお答えします。

眼科　助教

中平 麻美
（なかひら あさみ）

Q 緑内障って、どんな病気？

A 何らかの原因によって眼球と脳の間の視神経が障害され、視力や視野（見える範囲）に異常をきたす疾患です。眼圧上昇が原因の一つとされています。緑内障の有病率は、40歳以上では約5％（20人に1人）で、現在の中途失明原因の第1位を占めています。

Q 緑内障の原因は？

A 眼球中には房水と呼ばれる液体が循環しており、栄養や老廃物の運搬や酸素の供給を行っています。また、房水が眼内を循環し、眼圧を一定に保つことで眼球の形状が保たれています。房水は毛様体という組織で作られ、隅角の線維柱帯という場所から排出されます。何らかの原因によって房水の産生と排出のバランスが崩れると眼圧が上昇します。長期間眼圧が高い状態が続くと視神経を障害し、視力や視野障害をきたします。

しかし、日本人に多いのは正常眼圧緑内障といって眼圧が正常範囲内にもかかわらず視野障害が進行してしまうタイプの緑内障です。眼圧以外に視神経の循環障害や、遺伝や免疫、酸化ストレスなどにより、正常値の眼圧でも視神経障害が生じるのではないかと考えられています。

Q どんな検査があるの？

A 眼科で一般的に行う視力・眼圧検査に加え、隅角検査や視野検査を行います。最近では網膜光干渉断層計（OCT）といって非侵襲的に近赤外光を照射して得られた情報を再構成して網膜断層画像を得る器械を用いて緑内障の診断を行っています。緑内障性の視野変化が生じる前に、OCTで網膜厚が減少することが分かってきており

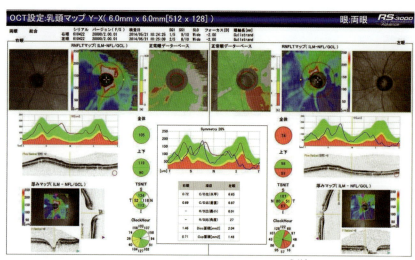

図1　緑内障患者のOCT画像：左眼は視神経周囲の網膜厚の菲薄化を認める

Q&Aで分かる最新治療 —— 眼・耳鼻咽喉・皮ふの病気

（図1）、この検査を行うことで、視野検査で異常が出ていない、ごく早期の緑内障も発見できます。

Q 緑内障の治療は？

A 現在緑内障の治療として有効であるとされているものは眼圧を下降させる方法だけです。眼圧下降の方法としては薬物療法、レーザー療法、手術療法などがあります。治療法の選択は患者さん各自の緑内障の病型、進行の程度、眼圧の程度により決定します。多くの緑内障では薬物療法が治療の主体となります。手術療法は薬物療法やレーザー治療の効果が乏しい場合に選択されます。

Q 手術にはどんなものがあるの？

A 当院では線維柱帯切開術、線維柱帯切除術という手術を行っています。

線維柱帯切開術とは、房水が排出される部位である線維柱帯の一部を金属のプローベで切開し、房水の流出をよくすることで眼圧を下げる手術です。この手術は比較的安全な手術で術後の合併症も少ないのですが、眼圧の下降効果は後述の線維柱帯切除術と比較すると弱く、初期から中期の緑内障に適しています（図2）。

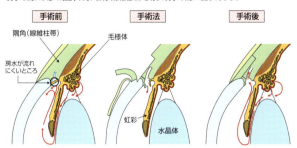

図2 線維柱帯切開術

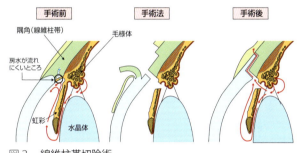

図3 線維柱帯切除術

線維柱帯切除術とは、房水を結膜下に流すバイパスを作成し、眼圧を下降させる手術です。眼圧下降効果は高く、中期から末期の緑内障が適応となります。一方で、濾過胞は術後数年経過してからでも感染を起こす危険性があり、術後の管理が非常に重要となります。

手術療法に関しても、緑内障の病期や進行の程度によって選択を行います（図3）。

まとめ

1. 緑内障は視神経の障害により見える範囲が欠けていく慢性進行性の疾患です。
2. 欠損した視野が元に戻ることはないため、早期発見・早期治療が重要です。
3. 治療は点眼薬や内服薬といった保存的治療が原則。進行が認められれば手術療法も必要となります。

Q32 いびきから病気になることがあるのですか？

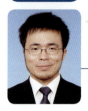

私がお答えします。

耳鼻咽喉科　講師
小森 正博（こもり まさひろ）

Q いびきや無呼吸は、寝ているときのことでよく分からないのですが？

A いびきには、うるさいだけの単純性いびき症と、日常生活に影響を与え、さまざまな病気を引き起こす睡眠時無呼吸症候群（すいみんじむこきゅうしょうこうぐん）の症状の一つとしてのいびきがあります。つまり、いびきに無呼吸を伴っていれば、なんらかの病気を引き起こす可能性があるといえます。

一方で、いびきや無呼吸は睡眠中の出来事ですから、患者さんが自ら気づくことは少なく、それが小児ならばなおさらです。もしかしてと疑いを持ったり、友人や家族に指摘を受けたら、まず調べることが肝要です。

もしかしてと疑う症状として、大人の場合は「日中の眠気、睡眠中に息苦しさを感じて目が覚める、夜によくトイレへ行く、朝起きたときに頭痛がする、朝起きたときに口が渇いている」などがあります。睡眠時無呼吸症候群の患者さんは、どんなに睡眠をとっても日中の眠気が解消することはなく、車の運転中や重要な会議のときなど、大切な時間に思わず寝てしまうことがあります。

一方、小児の場合、睡眠時無呼吸症候群を疑う症状として、「いつも口を開けている、寝起きが悪い、寝相が悪い、常に横を向いて寝ている、睡眠中に胸がへこむ、おねしょが続く、落ちつきがない、授業中に寝てしまう」などがあります。睡眠時無呼吸症候群は、2歳以降の小児では決して珍しくないので、保護者の方の詳細な観察が重要です。

病院を受診すると、一般的な診察のあと、自宅で行う簡易睡眠検査を行います（写真1）。この検査で全く異常がなければここで終了です。一方、異常があれば、終夜睡眠ポリソムノグラフィー（しゅうやすいみん）（PSG、写真2、3）という、脳波、心電図、筋電図などを取り付けて睡眠を総合的に判定する精密検査を1泊入院して行います。

写真1　簡易睡眠検査一式：センサーと記録装置が小さいポーチの中にひとまとめになっています。無呼吸、動脈中の酸素濃度、睡眠中の体の姿勢、いびき音を記録できます

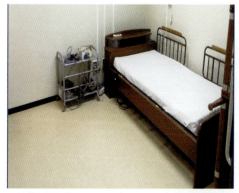

写真2　終夜睡眠ポリソムノグラフィー（無呼吸の精密検査）を行う部屋：ビジネスホテルの部屋をイメージしてください。ベッドは2つ入れることができ、付き添いの方も一緒に泊まることができます

Q&Aで分かる最新治療 —— 眼・耳鼻咽喉・皮ふの病気

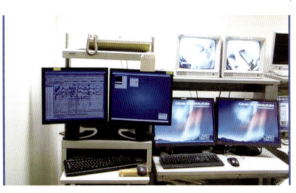

写真3 終夜睡眠ポリソムノグラフィー（無呼吸の精密検査）：睡眠中の脳波、呼吸状態、心電図などをモニター画面に表示・記録します。検査技師が常駐し、夜間の睡眠中の状況を観察しています

Q 睡眠時無呼吸症候群が、さまざまな病気を引き起こすというのは本当ですか？

A 睡眠中に口で息をする方が多いので口の中が乾燥し、喉（のど）の慢性炎症が生じます。高血圧、糖尿病、不整脈などを合併することもあります。

このような症状が治療で改善しない場合に、睡眠時無呼吸症候群を伴っていないかと内科の先生から相談を受けます。また、心筋梗塞や脳梗塞（こうそく）をきたしたりする場合もあり、睡眠時無呼吸症候群がある場合には再発防止に無呼吸のコントロールが重要だとされています。めまい・難聴をきたすメニエール病との関連もいわれ、睡眠時無呼吸症候群のコントロールによってメニエール発作が減少する例があることが知られています。

小児の場合も、睡眠時無呼吸症候群が心臓に負担をかけることは分かっています。また、注意力がない、落ち着きがない、乱暴であるといった症状も目につきます。成長ホルモンは睡眠中に分泌されるため、身体の成長が遅れている小児もいます。いずれも、睡眠時無呼吸症候群が原因でしたら、治療によって改善します。

Q 治療はどうするのですか？

A 大人の場合、中等症・重症の患者さんには、睡眠中にシーパップ（CPAP）と呼ばれる呼吸を助ける医療機器を装着し、健康的に睡眠がとれるようにした上、ダイエットをして体重を減らしてもらいます。一方、眠気のある軽症の患者さんには、オーラル・アプライアンスと呼ばれる歯科装具、鼻の手術などを勧めていくのが一般的です。

小児の場合、いわゆる扁桃腺（へんとうせん）とアデノイド（鼻の奥で扁桃と同じように腫（は）れるところ）が大きいことが原因の場合が多く、それらを取り除く手術が治療の中心となります。鼻づまりが影響していることが比較的多く、鼻炎の治療をしっかり行うこと、アデノイドは薬で小さくなることがあるため、点鼻薬を処方することから始めています。

まとめ

1. 当院では終夜睡眠ポリソムノグラフィー（PSG）を設置し、複数の科で、無呼吸の診断から治療、ならびにその合併症に対する治療を一環して行います。
2. 睡眠時無呼吸症候群を治療することで、小児の発育や生活の質の改善や、合併症を引き起こす頻度の低下に役立つ可能性があります。

Q33 家族が脳卒中になった後、むせて食事を食べられなくなりました 食べられるようになりますか？

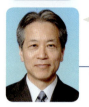

私がお答えします。

耳鼻咽喉科　教授

兵頭 政光
（ひょうどう まさみつ）

Q なぜ、むせるのですか？

A 飲み込み（嚥下）とは食べものを口に入れて咀嚼したのち、咽頭（のど）から食道を経て胃まで送り込む運動を指します。この嚥下運動は①食べ物を咀嚼して咽頭へ送り込む口腔の運動②咽頭から食道へ送り込む咽頭の運動③食道から胃へ送り込む食道の運動——の大きく三つに分けられます。

嚥下障害は、咽頭の運動が最も問題になります。咽頭は食べ物の通り道であると同時に、呼吸の際の空気の通り道でもあり、気管と食道の両方につながっているからです（図）。このため、食べ物が気管に入らないようにするとともに、呼吸の際に空気が食道に入ってもいけません。したがって、咽頭で食べ物と空気の交通整理を行うことが必要になります。この交通整理がうまくできないと、食べ物が気管に入ってむせることになります。これを「誤嚥」と言います。

この交通整理を行う司令所は脳の延髄というところにありますが、大脳からの制御も受けながら、のどの粘膜に分布する神経からの情報を元に、のどを動かす多くの筋肉に指令を出します。脳卒中などによってこの司令所が障害を受けたり、神経の障害により指令がうまく伝達できなかったり、筋肉の働きが悪くなって指令通りに動けなかったりすると、食べ物をうまく食道に送り込めなかったり、食べ物が気管に入るなどして、誤嚥につながるわけです。

Q 飲み込みの検査には、どんなものがありますか？

A まず、嚥下の仕組みのうち、どこが悪いのかを見極める必要があります。そのためにまず、細い内視鏡を鼻から入れてのどを実際に観

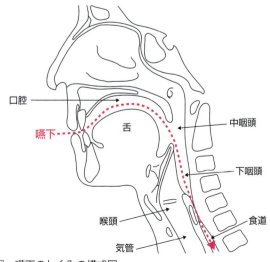

図　嚥下のしくみの模式図

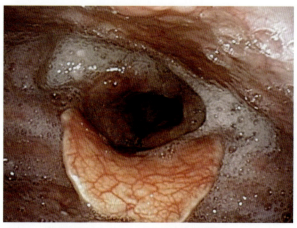

写真1　嚥下障害の患者さんの内視鏡検査所見：多量の唾液貯留があり、一部は気管内に流れ込んでいます

Q&Aで分かる最新治療 —— 眼・耳鼻咽喉・皮ふの病気

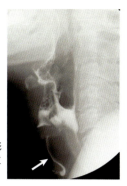

写真2　嚥下障害の患者さんの造影検査所見：造影剤が気管に流入しています

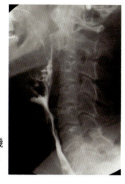

写真3　写真2の患者さんの嚥下機能改善手術後：誤嚥はなくなっています

察します。少量の水やゼリーなどを飲み込んでもらうこともします（写真1）。また、少量の造影剤を飲んでもらってX線でその動きを観察したりする検査を行います（写真2、3）。その結果によって、どこがどの程度悪いのかを判断します。

Q　どんな治療をしますか？

A 治療の基本は、先に述べた嚥下の司令所、神経、そして筋肉の働きを良くすることで、嚥下のリハビリテーションということになります。司令所の働きを活性化するには、飲み込むことを意識しながら食べてもらうように指導します。飲み込むことに集中することで誤嚥を減らすことができます。睡眠薬や精神安定剤は脳の働きを抑えるため、特に食事の前には飲まないようにします。テレビを見ながら、あるいは新聞を読みながらの「ながら食事」も大変危険です。

飲み込みに関わる神経を刺激する訓練法として、凍らせた大きな綿棒でのどをマッサージするように刺激する訓練法があります。食べ物は味や香りがしっかりとあり、冷たい物の方が神経を刺激しやすいです。

リハビリテーションで最も重要なのは、飲み込みに関わる筋肉の動きを回復させたり強くしたりすることです。例えば、意識的に声帯を閉じさせたまま飲み込む訓練法や、喉頭を上に引き上げる筋肉を

強化する訓練法など、さまざまな訓練法があり、それらを患者さんの状態によって選択します。

一方、嚥下障害がひどい場合はこれらの治療を続けても良くならないことがあります。そのような場合には、飲み込みの際に必要なのどの動きを手術で補ったり（嚥下機能改善手術、写真3）、気管に食物が入らないように気管と食道を分ける手術（誤嚥防止手術）を行ったりすることで、飲み込みを回復させることができる場合もあります。当院は、このようなリハビリテーションや手術に対応できる全国でも有数の病院の一つです。

まとめ

1. 飲み込み（嚥下）の司令所は延髄にあり、大脳の制御も受けます。
2. 検査は内視鏡検査とX線による造影検査を行います。
3. 治療には大きく分けて、リハビリテーションと手術があります。
4. 当院は嚥下障害の治療では国内でもトップクラスのレベルにあります。

Q34 まったく聞こえない患者さんが人工内耳で聞こえるようになりますか？

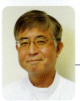

私がお答えします。

耳鼻咽喉科　准教授

小林 泰輔（こばやし たいすけ）

Q 人工内耳って、どんな機器ですか？

A 人工内耳は内耳の蝸牛（聴こえの細胞が並んでいる場所）に電極を入れて、直接聴こえの神経を電気刺激して、聴こえを回復させる人工臓器です（図）。電極へは耳の上後ろに埋め込まれた電気刺激を発生させる装置（インプラント）から電流が流れてきます。インプラントはアンテナとともに皮膚の下に埋め込まれ、アンテナへは皮膚の外の送信コイルから電磁波で音の信号が送られてきます。この信号は、耳の後ろにある補聴器のような格好をした体外装置（写真1）で、マイクロホンで拾った音を電気信号に変換して作られます。このように人工内耳は、音を電気信号に変換して聴こえの神経を直接電気刺激する医療機器です。

人工内耳埋込み術（写真2）は全身麻酔で4時間程度の時間がかかり、入院期間は約1週間です（保険適用）。人工内耳埋込み術では磁石が入った機器を埋め込みますので、術後はMRI検査が受けられなくなったり、撮影に制限がついたりするのが欠点です。

Q どんな人が人工内耳埋込みの手術を受けるのですか？

A 両耳の内耳の聴こえの細胞が障害されて聴こえが極端に悪くなった人に対して、人工内耳埋込み術が行われます。補聴器が使える人は人工内耳埋込み術の対象にはなりません。また内耳から脳につながっている聴こえの神経が障害されたり、切れたりした人は人工内耳埋込み術の適応にはなりません。

最近は、補聴器と人工内耳を組み合わせたハイブリッド型の人工内耳が登場し、低い音だけが聞こえて、高い音が全く聞こえないような難聴の人にも人工内耳が使えるようになりました。

Q 生まれつき聴こえが悪い小さな子どもでも手術は受けられますか？

A 聴こえが悪い赤ちゃんは出生児1000人に1人〜1.5人程度生まれてきます。生まれつき聞こえない小さな子どもさんでも補聴器の効

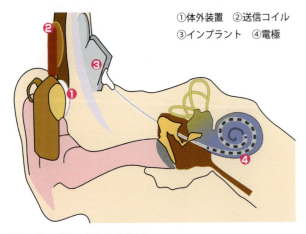

①体外装置　②送信コイル
③インプラント　④電極

図　インプラントと体外装置

Q&Aで分かる最新治療 —— 眼・耳鼻咽喉・皮ふの病気

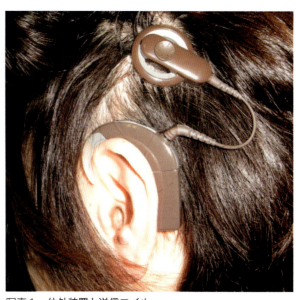

写真1　体外装置と送信コイル

果がないほど聴こえが悪いことがはっきり分かれば、生後1歳、体重8kgになれば人工内耳を埋め込むことができます。ただ、条件によってはもっと早く埋め込むことがあります。

しかし、生まれつき聞こえない子どもさんが大きくなって人工内耳を埋めても、言葉に対する効果はほとんどないので、条件が整えば、なるべく早く埋込み術を受けることをお勧めします。

早く埋め込むには、早く難聴を発見して精密検査を受けることが必要です。生まれたときに産科で行われる聴こえのスクリーニング検査（自費）は必ず受けるようにしましょう。また、1歳半健診や3歳児健診を必ず受診してチェックを受けるようにしましょう。

当科ではスクリーニング検査や健診で、「要精査」となった赤ちゃんの精密検査を行っています。

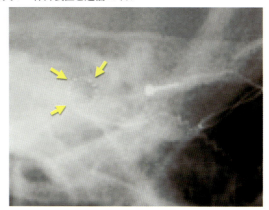

写真2　電極埋め込み後のX線写真

Q どれくらい聞こえるようになるの？

A 聞こえ方はさまざまな条件に左右され、人それぞれです。多くの人は静かな場所で1対1で会話ができるようになります。電話で話ができるようになる人もいます。ただ、埋め込み後に聞こえる音は今まで聞こえていた音とは異なりますので、慣れるまで訓練と人工内耳の調整が必要です。当院では専門の言語聴覚士が人工内耳埋込み後の聴覚訓練を行っています。

まとめ

1. 当院では、両側の内耳が高度に障害され、補聴器が使えない難聴の患者さんに人工内耳埋込み術とリハビリテーションを行っています。
2. 生まれつき聞こえない子どもさんも対象になりますが、埋め込みが遅れると言葉に対する効果が小さくなります。
3. まったく聞こえなかった患者さんでも会話ができるようになりますが、埋め込み後のリハビリテーションが重要です。

Q35 薬の使用中に発疹が出てきました 薬疹という副作用ですか?

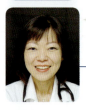

私がお答えします。

皮膚科　医員

若嶋 千恵

Q 薬疹とは何ですか？またどんな症状が出ますか？

A 薬には、患者さんの病気を治したり、症状を和らげたりするプラスの効果がありますが、時に予期しない副作用が起こることがあります。その一つが「薬疹」です。薬疹とは、薬を内服したり注射したりすることによって生じる発疹のことで、通常、薬疹といった場合には、アレルギー性のものを指します（抗がん剤のように一部の薬では、皮膚が直接障害されることによって起こる、アレルギー性でない薬疹もあります）。

ひと言に薬疹と言っても、その種類や程度はさまざまです。一番頻度の高い薬疹は、「播種状紅斑丘疹型薬疹」と言われるタイプで、軽いかゆみを伴う淡い赤色の発疹（紅斑・丘疹）がパラパラと（播種状に）全身に出ます（写真1）。原因になっている薬をやめれば、治っていくことがほとんどですが、中には重い後遺症が残ったり、生命にかかわるような重症の薬疹もあります。「スティーブンス・ジョンソン症候群」、「中毒性表皮壊死症」、「薬剤性過敏症症候群」と言われるタイプの薬疹がそれに当たります。こうした重症の薬疹は軽症の薬疹とは違い、高熱が出たり、唇や口の中がただれたり、皮膚に赤みの強い発疹や水ぶくれができたりします（写真2、3）。また、肝臓や腎臓など内臓の障害を伴うこともあります。

薬疹は、どんな薬でも起こる可能性があります。しかし、誰に何の薬で、またどのようなタイプの薬疹が起こるかは予測できません。少しでも「おかしいな」と感じることがあれば、速やかに主治

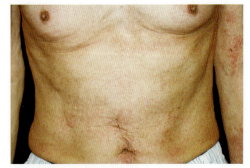

写真1　頻度は高いが軽症の薬疹：淡い赤色の発疹が体や腕に出ています

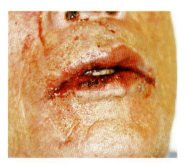

写真2　重症薬疹では唇や口の中がただれてきます

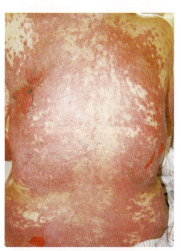

写真3　発疹の赤みも強く、水ぶくれができたり、皮膚が剥けてくるのも重症の薬疹の特徴です

Q&Aで分かる最新治療 —— 眼・耳鼻咽喉・皮ふの病気

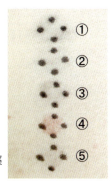

写真4　パッチテストで④番のみ赤く反応しており、④番の薬が薬疹の原因だと判断できます

Q 薬疹はどのように治療しますか？

A 薬の開始された時期や使用期間などから、薬疹の原因として疑わしい薬を推測します。その疑わしい薬を中止することが、薬疹治療の大原則です。加えて抗アレルギー薬の内服やステロイド薬の外用を行うこともあります。しかし、重症の薬疹はそれだけでは改善せず悪化していきます。そのため、入院してステロイドパルス療法や大量ガンマグロブリン療法といった点滴治療や、血漿交換（けっしょうこうかん）療法（りょうほう）という治療を、症状に応じて組み合わせながら、集約的な治療を行います。これらの治療ができる病院は限られていますが、当院では患者さんを受け入れ、積極的に治療を行っています。

Q どの薬が薬疹の原因であったか、確定できますか？

A 幾つかの検査方法があります。一般的には疑わしい薬を患者さんの皮膚に貼って局所の反応を見る、パッチテストという方法があります（写真4）。また患者さんの血液中のリンパ球と薬が反応するかどうかを調べる、リンパ球刺激試験（DLST）（ディーエルエスティー）という検査もあります。これらの検査は、患者さん自身の体への負担は少ないですが、実際はその薬が原因であっても反応が出ない場合（偽陰性）（ぎいんせい）も多くあります。そうなると、どの薬が原因だったかは総合的に判断することになります。

さらに誘発試験といって、疑わしい薬をもう一度投与して、発疹が出るかどうかを確認する検査もあり、一番確実に薬疹の原因を究明することができますが、危険性も伴うため慎重に行うことが要求されます。

薬疹を治療することはとても大切ですが、薬疹の原因となった薬を、今後再び使用することがないよう、できる限り原因薬を特定しておくことが非常に重要です。

医の先生に相談し、皮膚科を受診してください。

まとめ

1. 薬を使用している以上、患者さんは誰でも薬疹を発症する可能性があります。
2. 薬疹の中には、非常に重症で、命にかかわる薬疹もあります。
3. 当院では、軽症の薬疹だけでなく、重症の薬疹に対する集約的治療を積極的に行っています。
4. 薬疹が改善したあと、どの薬が原因であったのかをしっかり検査しておくことが重要です。

Q36 乾癬は、注射で治りますか？

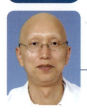

私がお答えします。

皮膚科　講師

中島 英貴
なかじま ひでき

Q 乾癬とは、どんな病気ですか？

 全身のあらゆる所の皮膚が赤くなって粉をふいてくるようになり、皮がポロポロ剥がれてきます（写真1）。原因は、よく分かっていませんが、親子や兄弟姉妹で乾癬を発症する場合がまれにあり、遺伝や代謝などの関与が考えられています。自然に良くなることもありますが、塗り薬や内服薬の治療を行っても再発を繰り返すことがあり、難治性とされてきました。最近は抗体製剤の注射によって、症状が劇的に改善する患者さんも多くみられます。しかし、残念ながらすべての人が治るというものではありません。

また、乾癬は、皮膚以外にも影響を及ぼすことから単なる皮膚病ではなく、全身性の疾患とされています。皮膚以外の症状としては爪が白くなって分厚くなったり（爪乾癬）、指の関節が腫れて曲がったり、肩や腰の関節痛が生じることもあります（関節症性乾癬、写真2）。

治療で使用している塗り薬や内服薬を急に中止したりすると、発熱とともに乾癬の赤い所に膿が生じてくる場合があります（膿疱性乾癬、写真3）。注射薬は、皮膚以外の爪、関節や膿疱にも効果がみられる場合があります。

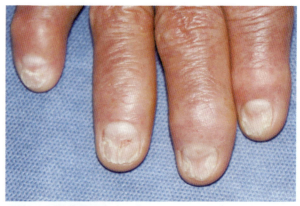

写真2　関節症性乾癬

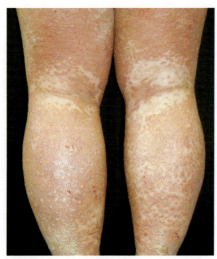

写真1　乾癬

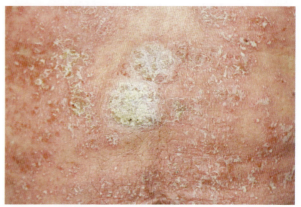

写真3　膿疱性乾癬

Q&Aで分かる最新治療 —— 眼・耳鼻咽喉・皮ふの病気

Q 注射薬はどんなものがありますか？

A 皮膚の細胞に炎症を起こす物質をピンポイントで抑える製剤で、腫瘍壊死因子（TNF）阻害薬と抗IL12/23抗体が現在使用できます。TNF阻害薬には、点滴注射と皮下注射の2種類があり、抗IL12/23抗体は皮下注射だけです。投与間隔は、それぞれ異なりますが、短いもので2週置きのものから、長くて3か月置きのものまであります。患者さんの状態と通院できる回数を考えて、薬剤を選ぶ必要があります。一方の製剤が無効な場合でもほかの製剤へ変えることで効果が出ることがあります。

また、注射薬により乾癬が良くならなかったり、使用を続けるうちに効果が弱まったりする場合があります。現在は、最初に投与を行うことができる施設は日本皮膚科学会による審査と登録が義務づけられており、TNF阻害薬については、症状が安定した後に病診連携が可能なクリニックでも投与ができます。

もうすぐ使用可能となる薬剤や現在開発中のものを含めて、今後、続々と新しい注射薬が使えるようになると予想されており、患者さんにとって大きな朗報となるでしょう。

Q 副作用はありませんか？

A 注射薬を投与する前に、肝炎や結核などの感染症の検査を十分に行います。結核にかかったことがある患者さんは結核の予防薬を飲みながら、投与を続けて行きます。結核の予防薬を飲む期間は半年程度です。B型肝炎にかかったことがある場合は、肝臓専門医と相談の上で投与を検討します。がんや心不全の治療中の患者さんは、注射薬を投与することはできません。

注射薬は病原体への抵抗力を弱めて感染症を起こす可能性があるので、定期的な検査が必要です。まれな副作用として、肝機能障害や間質性肺炎などがありますが、投与を中止することによって改善すると考えられます。

まとめ

1. 乾癬は注射薬で良くなることが多くあります。
2. 現在使える注射薬は3種類あり、投与間隔がそれぞれ違います。
3. 副作用として感染症に気をつけます。
4. 当院では、乾癬の注射薬が投与できます。

Q37 痤瘡瘢痕は治りますか？

私がお答えします。

皮膚科　医員

石黒 麻友子

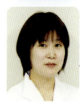

Q 痤瘡瘢痕の症状とは？

A　いわゆる「にきびあと」です。にきびは赤くなったり、膿をもったりすることがあります。そのような炎症を伴うにきびは治癒する過程で、皮膚に線維化を生じ瘢痕となります。瘢痕には皮膚より隆起する「肥厚性」と陥没する「陥凹性」があります。瘢痕のできやすさは個人差が大きいので、にきびがひどくても瘢痕にならない人や、逆に、目立つ瘢痕になる人もいます。

いったん瘢痕になると自然治癒することは困難です。これらの瘢痕は放っておいても、日常生活に支障はありませんが、顔面などほかの人から見える所にできた患者さんの多くは、整容的に悩まれています。

Q どんな治療がありますか？

A　肥厚性瘢痕については、ステロイドテープ剤貼布、ステロイド局所注射やトラニラスト内服、レーザー治療、手術療法などがあります。
陥凹性瘢痕については、陥凹部分へのコラーゲンやヒアルロン酸の注入、ケミカルピーリング、レーザー治療などがあります。

Q クレーターのようなにきびあとに対する新しい治療法は？

A　クレーターのように見える陥凹性瘢痕（写真1）に対しては、これまで前述した治療が行われていましたが、それらは、必ずしも安全で効果の高い方法ではありませんでした。近年、フラクショナルレーザーという新しいレーザーが登場し、これを用いた治療が陥凹性瘢痕に対し効果を上げています。

このレーザーは極めて小さなレーザー光を点状に照射します。照射された部分は、コラーゲンの生成が促され、新しい皮膚に生まれ変わります

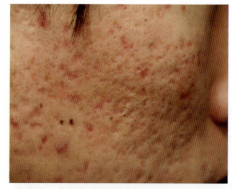

写真1　治療前：痤瘡瘢痕が多数あります

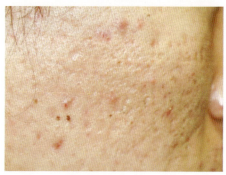

写真2　治療後：痤瘡瘢痕は浅くなり目立たなくなっています

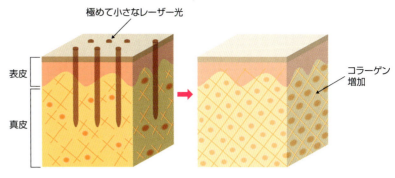

図　フラクショナルレーザーのイメージ

（図）。繰り返し治療を行うことで陥凹が浅くなり瘢痕は目立ちにくくなっていきます（写真2）。回数を重ねるごとに効果は高まります。

Q フラクショナルレーザー治療はつらくないですか？

A 治療中はチクチクした痛みを伴いますが、麻酔クリームを使用することで痛みは軽減されます。治療時間は顔全体で15分ほどです。治療直後は赤みや腫れ、ひりひり感がみられますので、十分に冷やします。この赤みや腫れは治療直後をピークに、数日で治まります。数日後、皮膚がざらざらしてきます。これは照射部がかさぶたになるためですが、1週間ほどで自然にとれます。かさぶたといっても非常に小さいですので、ほかの人に気づかれることはありません。

治療翌日からメイクも可能で、仕事や日常生活に支障なく治療ができます。多くの患者さんは「痛みも思ったほどではなかった」「これなら続けられる」と繰り返して治療を行っています。

Q フラクショナルレーザー治療の合併症はありますか？

A 治療後は皮膚が乾燥します。保湿するために、化粧水やクリームをたっぷり塗布する必要があります。また、治療後に皮膚の色がしみのように茶色になることがあります。予防するには、治療部位を強くこすらないこと、日焼けをしないことが大切です。もし、茶色くなっても数か月すれば自然に消えます。

これまでの陥凹性瘢痕に行っていたレーザー治療は皮膚を面で削るような方法だったため、皮膚への負担が強く、治療によって新たな瘢痕を生じる危険性もありました。しかし、フラクショナルレーザー治療は照射部位の周囲に正常な皮膚が残るため、治療後の皮膚の回復が早く、合併症も非常に少ないです。

まとめ

1. 痤瘡瘢痕はいったん形成されると自然治癒は困難です。
2. 痤瘡瘢痕にフラクショナルレーザー治療という新しい方法があります。
3. フラクショナルレーザー治療は有効で合併症が少ないです。
4. 当院では、フラクショナルレーザー治療ができます。

Q38 妊娠していますが年齢が40歳で胎児の染色体異常が心配ですが？

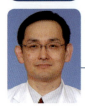

私がお答えします。

産科婦人科　講師

池上 信夫
(いけのうえ のぶお)

Q 高齢妊婦では、胎児の染色体異常がどれだけ生じますか？

A 妊娠年齢が高くなるほど、胎児の染色体異常が増えます。染色体異常の中で一番多いダウン症について話しますと、日本では新生児約1000人に1人の割合でダウン症が出生します。

母親の年齢とダウン症出生との関係をみてみると、20歳で1530人に1人、25歳で1350人に1人、30歳で900人に1人、35歳で360人に1人、40歳で100人に1人生じると言われています。したがって、母体の出生時の年齢が高くなるほど、ダウン症の出生率は高くなります。

Q 出生前診断について教えてください

A 出生前診断(しゅっしょうぜんしんだん)とは、狭い意味では染色体異常などを調べる遺伝学的検査で、羊水検査や母体血を用いた検査のことを言います。広い意味では、妊娠期間中に実施するすべての胎児に対する検査で、超音波検査や胎児心拍モニタリングなどが含まれます。したがって、よく行われる胎児の性別の判定も出生前診断になります。

当院が行っている出生前診断の方法としては、超音波検査、胎児染色体精査のための羊水検査があります。

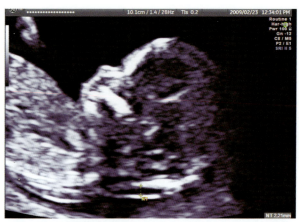

写真　胎児後頸部のむくみは2.21mmです

出生前診断としての超音波検査法は、妊娠12週前後の初期スクリーニングと妊娠20週、および30週前後の中期、後期スクリーニングがあります。初期スクリーニングでは胎児の後頸部(けい)にみられるむくみを確認します（写真）。このむくみが厚いほど染色体異常や胎児の構造異常（奇形）が多いと言われています。中期、後期スクリーニングでは胎児の構造異常の有無を中心に検索していきます。

羊水検査は羊水穿刺(せんし)によって得られた羊水中の胎児細胞を培養し、胎児の染色体を調べる検査です（図）。羊水検査は、通常16週以降に行います。羊水穿刺で得られた羊水は専門の機関に提出し、検査してもらいます。約3週間で結果が判明します。羊水検査によりダウン症など染色体数の異常について確定診断をつけることができます。

出生前診断、特に検査を受ける場合には染色体異常とは何か、検査の方法などを含め、十分な遺伝カウンセリングが必要です。夫婦で検査の目的、

Q&Aで分かる最新治療 —— 女性と子どもの病気

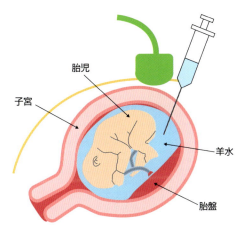

図　羊水検査

メリット、デメリットを十分に理解してもらった上で、検査を行います。

Q 血液で分かる新しい出生前診断とは？

A 母体血を用いた新しい出生前遺伝学的検査（無侵襲的出生前遺伝学的検査〈non-invasive prenatal testing: NIPT〉や母体血胎児染色体検査とも呼ばれています）とは、妊婦さんの血液の中に含まれている胎児のDNA断片を、最新の医療技術を用いて検出するものです。胎児の13、18、21番染色体の数が正常かどうかを調べます。

従来の採血による母体血清マーカーなどの検査に比べ、陽性的中率（検査で陽性となった症例が、出生後本当に染色体異常であった割合）は、非常に高いです。ただし、母体が若いほど検査の的中率は低くなるので、確定診断にはなりません。検査の結果が陽性と診断された場合は、確定診断のために、羊水検査を受ける必要があります。

もし、検査結果が陰性と診断された場合は、胎児がこれらの染色体異常を持つ可能性は非常に低いと言えます。したがって、羊水検査など流産のリスクのある侵襲的な検査を避けることができます。

当院ではこの母体血を用いた新しい出生前遺伝学的検査を2015年4月までには開始する予定です。

まとめ

1. 妊娠年齢が高くなるほど、胎児の染色体異常が増えます。
2. 出生前診断は超音波検査や羊水検査などを行います。
3. 羊水検査により数の問題となる染色体異常を調べることができます。

Q39 極低出生体重児の治療って？

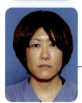

私がお答えします。

周産母子センター　助教

三浦 紀子
（みうら のりこ）

Q NICUは、どんなところですか？

A NICUは、新生児の集中治療室です。集中治療の対象になるのは、予定日より早く生まれた早産の赤ちゃんや、体重が少ない赤ちゃん、感染症や低血糖などで点滴治療を必要とする赤ちゃん、生まれつきの病気を持っている赤ちゃんです。機械がたくさんあり、心拍や呼吸を監視するモニターがついています。赤ちゃんが安心できるように、体の周りを囲んだり、光や音の環境に配慮するなどして、子宮の中の環境に近づけています。

Q 体重が少ない赤ちゃんって？

A 生まれたときの体重が2500g未満の赤ちゃんを、低出生体重児と言います。さまざまな原因がありますが、予定より早く生まれる早産や、赤ちゃんへの血流に問題がある場合が原因として多いものです。

　低出生体重児の中でも、1500g未満の極低出生体重児や、1000g未満の超低出生体重児は、より多くのサポートを必要とします。こうした赤ちゃんたちを安全に治療していけるように、小さなオムツ（写真1）や柔らかいリネン、ベッドマットなど、成熟の程度に応じた対応をとっています。

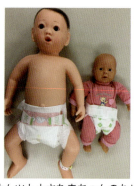

写真1　普通のオムツと小さな赤ちゃんのためのオムツです
　　　　左：3kgの赤ちゃん　右：約1kgの赤ちゃん

Q 極低出生体重児の赤ちゃんは、どんな治療を受けるのですか？

A 生まれたときの体重が1500g未満の赤ちゃんを極低出生体重児と言います（写真2）。極低出生体重児は、小さいだけではなく、体そのものが未完成で生まれてきます。肺や目などは分娩予定日頃に完成するので、早産の影響を受けやすい部位になります。本来であれば、まだ子宮の中で育っていくところを、子宮の外で育つことになります。

　子宮の外では、自分で呼吸し、心臓を動かして体の隅々に血液を送り、哺乳（ほにゅう）によって腸から栄養を吸収しなければなりません。しかし、未熟性の強い赤ちゃんは、肺、心臓、腸管がうまく機能しません。

　そこで人工呼吸器で呼吸をサポートし、超音波検査（エコー）で心臓の動きをみながら、点滴や胃まで入れたチューブで栄養を入れていきます。点滴は、通常より長い点滴を体の中心の方にある太い血管（中心静脈）まで入れて、アミノ酸や糖分などを

Q&Aで分かる最新治療 ── 女性と子どもの病気

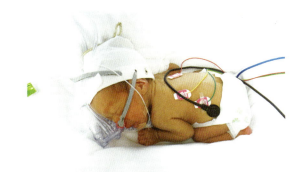

写真2 治療中の極低出生体重児です。たくさんモニターがついています

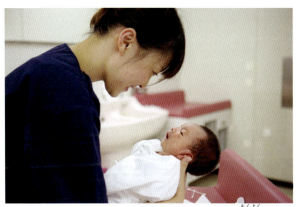

写真3 周産母子センターの看護師が赤ちゃんの沐浴をしています

十分に補えるようにします。血圧をモニターするために、動脈に点滴を入れることもあります。

皮膚のバリア機能が弱く感染症にかかりやすいため、抗生物質を早めに使うこともあります。そのほか、貧血の進行や骨の強さ、目の血管の成長などに関して、検査を行います。発達によい姿勢をとるためリハビリも行います。

NICUでは、極低出生体重児の赤ちゃんが子宮外でも順調に発育できるように、さまざまな職種がチームとなってサポートしています（写真3）。退院後も、生活が順調に送れているか外来で経過をみていきます。極低出生体重児では、発達検査を含め、小学校入学まで発育や発達の経過観察を行います。

Q 治療中の赤ちゃんには会えるの？

A お母さん、お父さんは、処置などの時間を除いて24時間面会が可能です。保育器の中で治療を受けている場合でも、状態が不安定なときでなければ赤ちゃんに触れることができます。

まとめ

1. NICUは、新生児の集中治療室です。
2. 極低出生体重児の赤ちゃんが、子宮外でも順調に発育できるように、成熟の程度に応じてサポートしています。
3. 当院では、極低出生体重児は小学校入学まで発育や発達の経過観察を行います。

Q40 RSウイルス感染予防──シナジス®投与とは?

私がお答えします。

小児科　講師

松下 憲司
(まつした けんし)

Q RSウイルス (Resiratory Syncytial Virus) 感染症って、どんな病気?

乳児、特に乳児期早期に感染した場合は、細気管支炎、肺炎といった重篤な症状を引き起こすことがある、怖い風邪の原因ウイルスの一つです。一生の間に何度も感染と発病を繰り返しますが、生後1歳までに70%、2歳までにほぼ100%の児が一度は感染すると言われています。1年を通じて感染がみられますが、特に秋から春にかけて流行します（図1）。年によって多少前後しますが、高知県ではだいたい10〜3月に流行します。

RSウイルス感染症は、潜伏期間が4〜5日間で、ウイルスを含んだ唾液などが、咳やくしゃみで飛び散ることで感染し、急速に広がっていきます（図2）。大人が感染した場合は、気道の上部だけの症状、いわゆる軽い風邪のような症状で治まります。しかし、乳幼児に感染すると、最初は「風邪」のような症状で始まりますが、その後、気道の奥の方までウイルスが侵入して急激に悪化し、細気管支炎や肺炎になることがあります。

そして、ウイルスが肺の奥に入り込み重症化すると、呼吸困難に陥ることもあります。呼吸がゼーゼーして、哺乳することも難しくなり、入院しなければならなくなったり、もっと重症になると人工呼吸管理を受けないといけない場合も出てきます。中でも、予定日より早く生まれた赤ちゃん（早産児）や生まれつき呼吸器や心臓に病気を持っている赤ちゃんが感染すると重症化することが多いので注意が必要です。

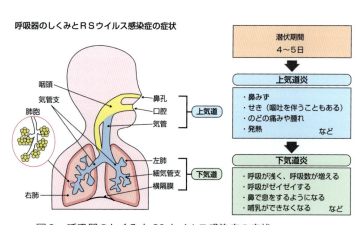

図2　呼吸器のしくみとRSウイルス感染症の症状：RSウイルスの侵入する場所で症状が異なり、多彩な症状を示します（スモールベビー.comより引用）

図1　RSウイルスの感染状況：RSウイルスは毎年秋から春にかけて流行します（アッヴィ合同会社、シナジス投与ガイドより引用）

Q 特別な治療法はないの?

残念ながらRSウイルスに対する特別な治療法はありません。咳や痰を鎮める薬など症

Q&A で分かる最新治療 —— 女性と子どもの病気

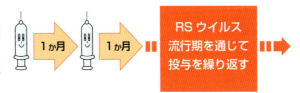

図3 シナジス®投与方法：RSウイルスの流行期間、月1回の注射を継続して行います。
1回目の注射は、流行開始前に受けると効果的です（アッヴィ合同会社、シナジス投与ガイドより引用）

状に対する治療法を行い、感染が治まるのを待たなければなりません。したがって「かからないように予防する」ことが大切です。

Q うちの子は早産児で生まれましたが、何かいい予防法はありませんか？

A RSウイルス感染症による重症呼吸器感染症の発症を抑制するための注射薬「シナジス®」があります。

シナジス®は、体内に入ってきたRSウイルスに結びつき、RSウイルスの増殖を防ぐことで、RSウイルス感染症から赤ちゃんを守る注射薬です。

通常の予防接種などとは異なり、間隔を置いて数回の注射を行えばよいというわけではなく、RSウイルスの流行期間中、足の筋肉に月1回継続して注射を行う必要があります（図3）。しかし、ほかの予防接種はシナジス®との間隔を気にせず行うことができるので影響はありません。

ただ、残念ながら希望する方全員が打てるわけではなく、RSウイルス流行開始時に以下の六つの条件を満たした乳幼児が適応となります。
①在胎35週以下で生まれた早産児で、投与開始時期に6か月齢以下。
②在胎28週以下で生まれた早産児で、投与開始時期に12か月齢以下。
③生まれつき肺の病気を持ち、過去6か月以内に呼吸器疾患の治療を受けたことがある子どもで、投与開始時期に24か月齢以下。
④生まれつき心臓の病気（先天性心疾患）で治療を受けている子どもで、投与開始時期に24か月齢以下。
⑤生まれつき免疫不全の病気を持っている子どもで、投与開始時期に24か月齢以下。
⑥ダウン症候群の子どもで、投与開始時期に24か月齢以下。

シナジス®は、RSウイルス感染症に大変効果がありますが、あくまでRSウイルス感染症による重症呼吸器感染症を予防するための薬です。注射をしていても完全にRSウイルス感染症を予防することができるわけではなく、常日頃の感染予防対策が重要であることに変わりはありません。RSウイルス感染症の流行時期には、人込みを避ける、風邪をひいている家族との接触を避ける、外出後は家族みんなで、うがい・手洗いを励行することなどが大切になります。

まとめ

1. RSウイルスは、乳幼児に呼吸器感染症を起こすウイルスです。
2. RSウイルスには特別な治療法がなく、予防が大切です。
3. 重症化が心配される乳幼児は、重症呼吸器感染症予防にシナジス®投与を受けることができます。

Q41 小児外科とは、どんな科ですか？

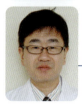

私がお答えします。

小児外科　助教

坂本 浩一（さかもと こういち）

Q 小児外科では、どんな病気を診療しているのですか？

A 一言で言えば、小児外科は「子どもの一般外科」です。心臓血管外科、脳神経外科、整形外科などの領域を除く子どもの外科的疾患を幅広く診療する科です。子どもと言っても数百グラムの未熟児から、大人の体格に近い中学生までさまざまです。さらに、消化管をはじめとする内臓の先天奇形（写真1）、腫瘍（悪性・良性、写真2）、体表疾患（体表の腫瘤や瘻孔など）、そけいヘルニア・停留精巣・腸重積・虫垂炎などのよくみられる疾患、障害児に対する手術など、診療範囲も非常に幅広いのが特徴です。

「子どもは大人のミニチュアではない」とはよく使われる言葉ですが、子どもを手術する際には子どもの成長・発達を考慮することが必要です。また、術前術後管理も子ども特有の病態生理に気をつけることが重要です。子どもの手術は小児外科医が、と強調されるゆえんです。

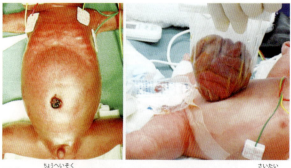

写真1　腸閉塞症状で緊急手術が必要な新生児（左）。臍帯ヘルニアの新生児（右）

当院外科1では1997年から小児外科専門医による小児外科診療班が発足し2012年4月から現行の体制で診療を行っており、多くの小児外科疾患に対する手術が可能です。新生児の先天奇形や悪性腫瘍では当院小児科との密な連携のもとで診療しています。手術に当たってはできるだけ、子どもに優しい、体に負担の少ない方法を考慮しています。

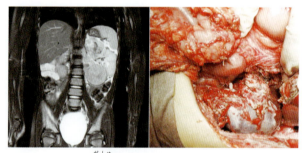

写真2　進行神経芽腫のMRI（左）。神経芽腫の根治手術（右）

Q そけいヘルニアって、どんな病気？

A 小児外科の病気で最も数が多く、一般的な病気がそけいヘルニアです。普通だと閉じるはずの腹膜の突起（ヘルニア嚢）が残っていることで腸管などがヘルニア嚢内に脱出し、股の付け根（そけい部）が腫れる病気で、放置すると脱出臓器が戻らなくなり壊死することがあるため手術が必要です（写真3）。

当院では小さい子どもさんでも症状があれば体重約5kgを目安に手術を行っています。約3cm

Q&A で分かる最新治療 ── 女性と子どもの病気

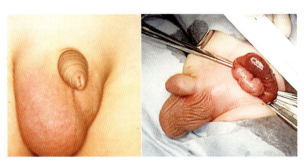

写真3　そけいヘルニアの外観（左）。そけいヘルニアかんとんで腸管が壊死を起こした症例の手術（右）

の小さい創でヘルニア嚢を結紮する手術です。手術時間は片側30分程度で、2泊3日入院で行っています。また年長児に対しては、希望に応じて腹腔鏡手術も行っています。

Q 虫垂炎の治療はどうすればいいの？

　小学生以上の比較的大きな子どもで一番多い疾患が虫垂炎です。右下腹部に存在する虫垂の炎症は、小児の虫垂炎は穿孔を起こしやすく、抗生剤で仮に炎症を抑えることができた場合でも再発しやすく、適切な時期の手術による治療が望ましいといえます。

当院では虫垂炎の治療は腹腔鏡手術を基本術式で行っています。お腹に小さな孔を開けて、スコープで観察しながら手術器械を入れて炎症を起こした虫垂を切除します（写真4）。病気が進行し膿瘍を形成していた場合は十分にお腹の中を洗ってきれいにします。腹腔鏡手術は美容的に優れ回

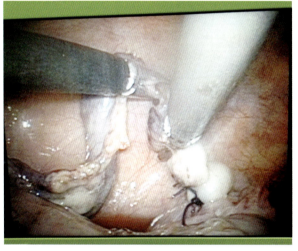

写真4　虫垂炎の手術は、腹腔鏡手術を標準術式として行っています

復も早いだけでなく、ほかの病気も検索できるというメリットがあります。

まとめ

1. 小児外科では幅広い年代の多種多様な病気を扱い、当院では多くの小児外科疾患が治療可能です。
2. 当院では子どもに優しい手術を行っています。症例数の多いそけいヘルニアは小さい子どもでも安全に小切開で手術し、虫垂炎では腹腔鏡手術を積極的に取り入れています。

Q42 乳がんで失った乳房を取り戻せるって、本当ですか？

私たちがお答えします。

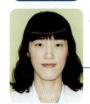
形成外科　医員
久保 麻衣子（くぼ まいこ）

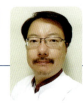
形成外科　講師
栗山 元根（くりやま もとね）

Q 乳房再建って、何？

A 乳房再建とは、乳がん手術で失ってしまった乳房を作り直す手術、または乳がん手術で変形してしまった乳房の形を整える手術です。

女性にとって、乳房は象徴的な体の一部です。それを失うことによって、悲しい思いをしたり、自信をなくしてしまったり、生活に制限ができたりすることがあります。自分の元の体を取り戻したい、好きな洋服を着たい、周りの目を気にせず旅行や温泉に行きたいなど、乳房再建を受ける患者さんの理由はさまざまです。

このような話を聞いてみたいと思った方は、乳腺外科の主治医の先生や、私たち形成外科医に相談してください。

Q どんな方法でつくるの？

A 乳房再建手術の方法には、大きく分けて自家組織移植術とシリコンインプラント（人工乳房、写真1）による再建手術があります。

自家組織移植術は、自分の体の組織の一部を使って乳房の形を作る方法です。一般的にはお腹や背中の皮膚、脂肪、筋肉などを移植します。当院では主に、お腹の組織を移植する腹直筋皮弁法

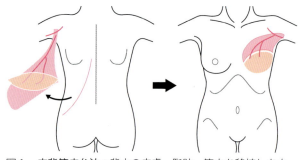

図1　広背筋皮弁法：背中の皮膚、脂肪、筋肉を移植します

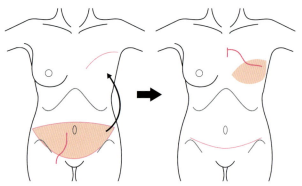

図2　深下腹壁動脈穿通枝皮弁法：
腹部の皮膚、脂肪を血管をつないで移植します

と、背中の組織を移植する広背筋皮弁法（図1）を行っています。特に、腹直筋（いわゆる腹筋）を残したまま、お腹の皮膚、脂肪とそれにつながる血管を移植する深下腹壁動脈穿通枝皮弁法（図2）に力を入れています。

シリコンインプラントによる再建手術は、乳腺組織の代わりに、シリコンでできた人工乳房を入れる方法です。まずは大胸筋という胸の筋肉の下に、ティッシュ・エキスパンダー（写真2）という風船のようなものを入れます。その中に徐々に生理食塩水を入れて膨らませ、皮膚と筋肉を伸ばし、インプラントを入れるスペースを作ります。半年ほどたって十分伸びた後に、インプラントへ

Q&Aで分かる最新治療 ── 女性と子どもの病気

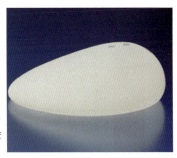

写真1　シリコンインプラント
（アラガン社製　アラガン・ジャパン株式会社提供）

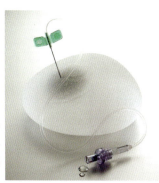

写真2　ティッシュ・エキスパンダー
（アラガン社製　アラガン・ジャパン株式会社提供）

入れ替える手術を行います。

　それぞれの方法に長所と短所があります。自家組織移植術は、自分の皮膚や脂肪などで作るため、柔らかく、質感に優れ、いろいろな乳房の形に対応できます。しかし、体の別の場所に傷跡ができます。シリコンインプラントによる再建手術は、手術時間が短く、体への負担が小さくてすみます。しかし、乳房の形や大きさによって左右差が生じる、インプラントの感染、インプラント周囲の組織が硬く縮まる被膜拘縮による変形や破損などの合併症が起きることがあります。

　乳房の形を作った後には、乳輪・乳頭の再建手術もできます。

　どのような方法で再建を行うかは、患者さんの希望やライフスタイル、乳がんの状態、治療内容、年齢などによって違います。再建手術を受けるかどうかや、手術の時期についてもさまざまです。乳がんの治療を妨げず、その人に合った乳房再建手術ができるように、患者さん本人と形成外科、乳腺外科の医師が相談しながら決めていきます。

Q 健康保険でできるの？

A　現在、乳房再建手術のほとんどに健康保険が適用されます。以前は自家組織移植術だけに限られていましたが、2013年から乳房再建用のティッシュ・エキスパンダーとシリコンインプラントにも適用が拡大されました。当院では、以前より自家組織移植による乳房再建を行ってきましたが、これを受けてインプラントによる再建もいち早く導入しました。それによって、健康保険の範囲内でもいろいろな乳房再建手術を受けられるようになっています。

　しかし、乳輪・乳頭再建手術の一部など、健康保険が適用されない手術もありますので、病院や医師に確認してください。

まとめ

1. 乳房再建手術は失った乳房を作り直す手術です。
2. 当院では、自分の組織を使う自家組織移植術と、人工乳房を使うシリコンインプラントによる再建手術ができます。
3. 患者さんの背景と希望を考慮して手術法を決めます。
4. 健康保険で手術が受けられます。

Q43 子宮がん検診で異常を指摘されました どうすれば、いいですか？

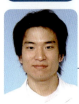

私がお答えします。

産科婦人科　助教

國見 祐輔
（くにみ　ゆうすけ）

Q 子宮がんって、どんな病気？

A 子宮がんは子宮頸部に発生する子宮頸がん、子宮体部に発生する子宮体がんの二つに分けられます（図）。「子宮がん検診」と言われるのは子宮頸がんの検診であり、子宮頸部を綿棒やブラシでこすり、細胞を調べます。

子宮頸がん検診は20歳以上の女性は2年に一度の受診が必要とされます。近年、20～30歳代の子宮頸がんが急増し、積極的な検診が勧められます。

子宮頸がんは、99％がヒトパピローマウイルス（HPV）が原因とされます。すべてのHPVががんになる力があるわけではなく、100種類以上あるHPVの中で、がんになるのは13～14種類ほどです。ほかのものはいぼや、尖圭コンジローマ（陰部にできる感染性のいぼ）の原因となりますが、それらに子宮がんを引き起こす力はほとんどありません。

子宮がん検診で異常が指摘された場合、細胞診での異常の程度によって、その後の精密検査が異なります。細胞診で異常か正常がはっきりしない場合にはがんになるタイプのHPVが存在するか、子宮頸部をぬぐって確認します。がんになるタイプのHPVが存在する、もしくは細胞診で異常がはっきりしている場合にはコルポスコピー検査を行います（写真1）。コルポスコピー検査は子宮頸部に酢酸を浸透させた上で膣拡大鏡を用いて観察する検査です。拡大鏡で異常がある場合には、その場所をつめ切りのようなもので少し採取し（狙い組織診）、病理組織検査を行い異常の程度を判定します。その結果、手術を行うか、経過観察を行うかの方針を決定します。

がん検診で異常が指摘された場合も全員が手術や治療を行う必要はなく、子宮頸がんに至る前の前がん病変である軽度から中等度の子宮頸部異型上皮ではHPVの感染による変化の段階であることも多く、ご本人の「抵抗力」で経過観察だけで正常に戻ることもあります。

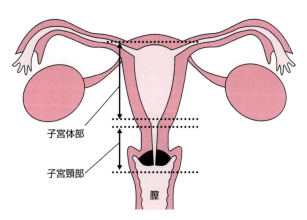

図　子宮の略図：
　　黒く囲ってある部分が特に子宮頸がんを起こしやすい

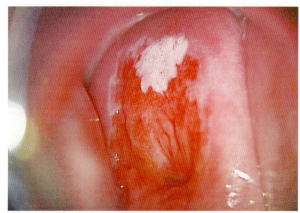

写真1　コルポスコピー写真：
　　　　酢酸により病変が白く変化しています

Q&Aで分かる最新治療 ―― 女性と子どもの病気

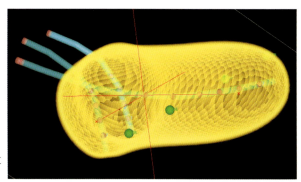

写真3　子宮腔内照射の設計モデル：
緑色の筒から黄色で示す範囲に
放射線を照射します

　HPVの種類により発がんする力が大きく異なることが、近年、重要視されており、当院ではその種類を調べるHPV型判定検査を行うことで、経過観察や手術の方針を決定しており、がんになる頻度が少ない型の検診の回数を減らすなど、苦痛の元となる内診の回数をできるだけ少なくすることに取り組んでいます。

Q 子宮頸がんと診断されましたが、どんな治療になりますか？

A 子宮頸がんの治療は初期であれば子宮を温存する方法である、子宮頸部を円錐形に切る手術（円錐切除術）やレーザーで焼く治療が可能です。進行がんでも子宮内にとどまっている場合や、少し周囲に浸潤がある状態であれば、手術で子宮およびリンパ節を含めた周囲を切除することが可能です。しかし、子宮がん検診を受けずに不正出血などの症状がでるまで放置していた場合、手術によりがんをすべて取り除くことが困難な状態まで進行してしまうことがあります。こういった場合も、子宮頸がんには放射線同時併用化学療法が有効な場合があります。

　当院ではPET-CT検査を行い、子宮だけではなく全身への転移の有無を確認できます（写真2）。その転移巣も含めて放射線治療、および全身化学療法を行うことで、進行した患者さんでも根治を目指し治療を行います。

　また、当院では子宮腔内照射を行うことも可能です（写真3）。体外からの放射線照射や抗がん剤の投与に併せて子宮の中から放射線を直接がんに照射する方法を組み合わせ、より積極的な治療を行っています。

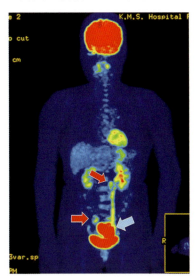

写真2　PET-CT画像：青い矢印が子宮頸がん。赤い矢印がPET-CTで発見されたリンパ節転移病巣です

まとめ

1. 2年に一度の子宮頸がん検診が勧められます。
2. 当院では、ヒトパピローマウイルスの検査により個々の患者さんに合わせた経過観察が可能です。進行子宮頸がんにも、子宮腔内照射を含めた放射線同時併用化学療法を行います。

Q44 骨髄移植って、大手術ですか？

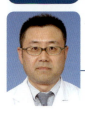

私がお答えします。

血液・呼吸器内科　講師

池添 隆之（いけぞえ たかゆき）

Q 骨髄移植って、何？

A 主として急性白血病など血液がんに対して行われる根治的治療法の一つです。白血病は骨髄の中で血液を作る造血幹細胞ががんになる病気です。その結果、患者さんの体内では正常な血液が作れなくなっています。抗がん剤による点滴治療を受け治療が成功すると正常な造血が回復します（図1）。残念ながら治癒に至らない場合は、がん化した造血幹細胞を健康な造血幹細胞と入れ換える治療を行います。この方法が造血幹細胞移植です。造血幹細胞は主に骨髄液に含まれており、提供者（ドナー）から骨髄液を採取し、それを患者さんの血管に注入し移植します（骨髄移植）。

そのほか顆粒球コロニー刺激因子（G-CSF）を注射すると、骨髄中の造血幹細胞が体内を循環している末梢血管内に出てくることが知られています。ドナーにG-CSFを注射後、献血センターで行われている成分献血の要領で造血幹細胞だけを取り出して患者さんに注入する末梢血幹細胞移植も行われています。造血幹細胞は赤ちゃんのへその緒にも含まれており、これを使用する臍帯血移植も盛んに行われるようになっています。当院は骨髄移植、末梢血幹細胞移植、臍帯血移植のすべてを行っている高知県内唯一の移植施設です（図2）。

Q ドナーはどのように選べばいいの？

A 造血幹細胞移植を安全に行うには白血球のタイプ（HLA）の合うドナーから移植を受ける必要があります。HLAの異なるドナーから移植を受けると、移植時に混入したドナーの白血球

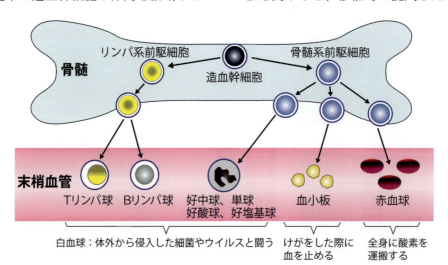

図1　正常造血の仕組み

Q&A で分かる最新治療 ── 血液の病気

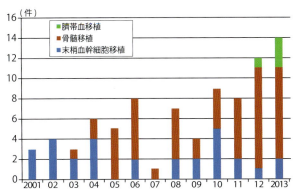

図2　当院の年代別の移植数

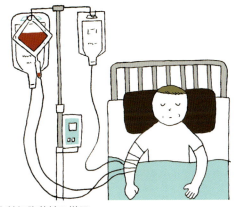

末梢血幹細胞移植の様子

や、移植した造血幹細胞から作られた白血球が、移植を受けた患者さんの皮膚や腸粘膜の細胞を異物と認識して攻撃する移植片対宿主病（GVHD）という合併症の発症頻度やその重症度が著しく高くなってしまいます。

きょうだい間でHLAが一致する確率は25％ですが、きょうだいにドナーがいない場合は、骨髄バンクに登録してHLA一致ドナーの検索を行います。通常、骨髄バンクに登録後HLA一致ドナーが見つかり移植を受けられるまで平均5か月程度の時間を要します。臍帯血の場合はHLAが完全に一致していなくてもGVHDが生じる危険性が低いことや、臍帯血バンクに冷凍保存している臍帯血がただちに移植可能などの利点から、近年その移植件数が増えています。

近年、前処置を少し緩やかにした安全な移植が普及してきました。強い前処置を行って白血病細胞を壊滅させず、移植した造血幹細胞から作られたリンパ球が患者さんの体内に残った白血病細胞を攻撃してくれることが明らかになったからです。

Q 骨髄移植って、どうやってするの？

A 移植と聞くと大手術を想像されるかもしれませんが、ドナーから採取した骨髄液を腕の血管に注射して体内に注入するという、輸血と同じ方法で行われます（イラスト参照）。輸血との違いは造血幹細胞を注入する数日前から前処置と呼ばれる抗がん剤治療を行うこととGVHD予防のために免疫抑制剤の投与を行う点です。前処置に全身放射線照射を使用することもあります。患者さんの血液がんの状態、全身状態、年齢などを参考にして前処置の方法を決定します。

まとめ

1. 骨髄移植は血液がん細胞を攻撃し、正常な造血を回復するために行います。
2. 当院では骨髄移植以外に末梢血幹細胞移植、臍帯血移植も行っています。
3. 当院では前処置を少し緩やかにした移植法を取り入れ安全に移植を行っています。

Q45 エイズは、死ぬ病気ですか？

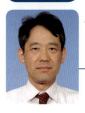

私がお答えします。

総合診療部　准教授
武内 世生
（たけうち せいしょう）

Q エイズとは、どんな病気ですか？

A エイズとは、ヒト免疫不全ウイルス（HIV）に感染してから約10年後に発症する、さまざまな病気の総称です。HIVに感染すると、徐々に体の抵抗力（免疫力）が弱くなり、ついに健康な人ならかからないような病気になりますが、これがエイズです。もし、そのときに適切な治療を受けないと、死に至る病気です。

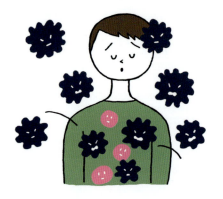

Q ということは、治療法があるのですね？

A HIVに感染しても、必ずエイズを発症するというわけではありません。現在では治療法が進歩し、「カクテル療法」という治療法が開発されました。HIVに感染しても、薬を飲み続けることでエイズの発症を防ぐことが可能になったのです。エイズの治療はどこの病院でも受けられますが、専門的な治療ができる病院は「エイズ拠点病院」と呼ばれ、高知県内に五つの病院があります。その中でも、県内エイズ治療の中核を担う病院として、当院が「エイズ治療中核拠点病院」に認定されました。最新治療である「カクテル療法」は、薬の選び方などについて専門的な知識が必要で、県内では主に当院で行っています。

Q 医大では、どんな治療を行っていますか？

A エイズに関する専門的な治療を行うため、院内に「エイズ治療対策チーム」を結成しています。エイズ治療対策チームは医師、歯科医師、看護師、薬剤師、検査技師、医療ソーシャルワーカー、臨床心理士、事務職員で構成し、各職種の専門性を活かしながら、HIV感染者およびエイズ患者さんに対して包括的なケアを提供しています。

例えば、エイズ発症予防の「カクテル療法」は医師が行いますが、この場合も薬に関する専門家として薬剤師が服薬指導を担い、医療費や就労の問題をソーシャルワーカーが解決し、心理面のケアを臨床心理士が担当するなど、患者さんの生活状況全体を把握します。看護師はチームの窓口として全体のまとめ役にもなります。チーム医療のレベルアップを図るため、定期的に勉強会を開催し、県外の研修会に参加して最新の知識を吸収しています。

Q&Aで分かる最新治療 —— 血液の病気

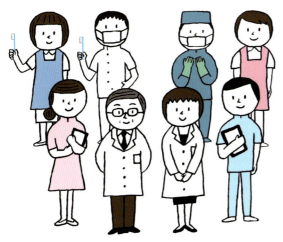

エイズ治療対策チーム

Q エイズは、うつるって聞きましたが

A エイズは感染症です。確かに、日本ではHIV感染者の報告数が増え続けています。2013年1年間に日本全国で約1500人が新たにHIVに感染したことが報告され、高知県内でも静かに増え続けています。HIVは主に性行為で感染しますので、コンドームをつけることで感染を予防できます。HIVに感染しているか調べる血液検査は、保健所では無料で、またどの医療機関でも有料で受けることができます。HIVに感染しても症状がないため気づかない方が多くいます。コンドームをつけない性交渉があった方は進んで検査を受けていただき、早い段階で治療に取り掛かっていただきたいと思います。

しかし、HIVは性行為以外の普通の生活では感染しません。また「カクテル療法」を行うことで、HIVに感染しても、感染していない人と同じくらい長生きできるようになりました。今や、エイズは普通の病気です。しかし、HIVに関する誤解は根強く、例えばHIVに感染していることを理由に就職できないなど、さまざまな差別が残っているのです。どうか皆さんも正しい知識を身につけていただき、間違った偏見を持たないようお願いします。

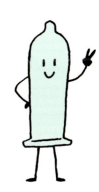

まとめ

1. エイズはHIVに感染することで発症する病気です。
2. 治療しないと今でも死に至りますが、適切な治療を受ければ感染していない人と、ほぼ同じくらい長生きできます。
3. HIVは主に性行為で感染しますので、予防が重要です。
4. 普通の生活ではHIVに感染することはありません。
5. 当院では「エイズ治療対策チーム」による専門的な治療を行っています。

Q46 放射線って怖いですよね？放射線治療を受けても大丈夫ですか？

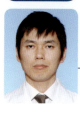

私がお答えします。

放射線科　医員

髙橋 政雄
（たかはし まさお）

Q 放射線治療って、副作用が大変そうですね？

 放射線治療は、文字通り放射線を体の病気の部分に当てて治療する方法です。体の外から放射線を当てたり、体の中に放射線を出す物質を入れるなどして治療します。

放射線を体の外から当てる場合（写真1）、放射線は体の表面を突き抜けて病気の部分に届きます。そのとき、病気よりも体の表面に近い部分や奥にある部分、病気の周辺の健康な組織にも放射線が当たってさまざまな副作用を生じます。放射線が1か所に当たる量が多いほど、その部分に副作用の出る可能性が高まります。副作用を抑えるためには、1か所に当たる放射線の量を減らす必要があります。

例えばお腹に病気がある場合に、体の正面だけから放射線を当てると、お腹の前の部分に強い副作用が出てしまいます。このとき、病気に当たる放射線の量が同じになるようにしながら、放射線を当てる方向を5方向や7方向に増やします。体の正面から、斜め前から、斜め後ろから、それぞれ少しずつ放射線を当てて、レンズで光を集めるように病気の部分に放射線を集中させるのです。病気以外の場所には少しずつしか放射線が当たらないので、副作用も少なくなります（写真2、3）。

このとき、コンピューターで放射線の量や範囲などをコントロールし、上手に放射線を当てる工夫をすると、より効果的な治療ができます。この

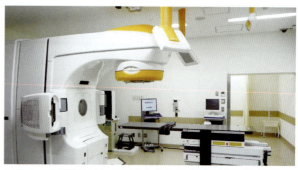

写真1　放射線治療に使用される照射装置の例：（放射線部・独自HP　http://www.kochi-ms.ac.jp/~hc_radio/sub1-rt.htm）

コンピューターを用いた上手な放射線治療を強度変調放射線治療（IMRT）と呼びます。
（きょうどへんちょうほうしゃせん ちりょう）（アイエムアールティー）

Q 放射線を当てている間は、じっとしてないといけないの？

 放射線の治療中は少しの間、じっと動かずにいていただく必要があります。放射線は、照射装置と呼ばれ、真っすぐ飛んでいきます。病気の部分に狙いを定めて放射線を照射しても、体が動いてしまったら、病気ではなく周辺の健康な組織に放射線が当たってしまいます。そうすると、治療の効果がなく副作用だけが出てしまう可能性があるのです。

IMRTでは、患者さんは放射線治療用の台の上に横たわり、通常15分程度じっと動かずにいる必要があります。胸やお腹の病気なら、当然胸やお腹を15分ほど動かさずにいる必要がありますが、呼吸もあるため、なかなか難しいと思います。

そこで、このような状況で有用な短時間の照射

Q&Aで分かる最新治療 —— 放射線科

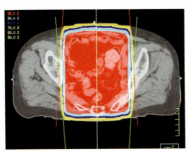

写真2　前後2方向から照射の例：赤い部分が強く放射線が当たる場所で、副作用が強く出ます

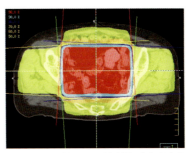

写真3　4方向からの照射の例：放射線が強く当たる赤い部分が減り、副作用が抑えられます

方法があります。照射装置を動かしながら放射線を照射する回転強度変調放射線治療（VMAT）という方法です。

通常の放射線治療では、照射装置を正面や斜めなどの方向に動かして、位置を固定して放射線を照射します。当然ながら位置を固定したり動かしたりするのに時間がかかります。照射装置を止めずに、動かしながら放射線を照射できれば治療時間が短縮されます。この照射装置の動きを止めずに短時間で行う照射方法がVMATで、1回の治療時間は2分程度とかなり短縮されています。

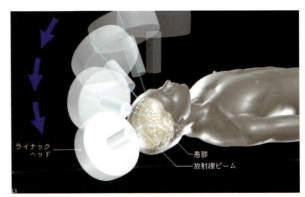

写真4　定位放射線治療：小さい範囲に集中して放射線を照射します（がん情報サービス　定位放射線照射より http://ganjoho.jp/public/dia_tre/treatment/radiotherapy/stereotactic_radiation.html）

Q 放射線治療は手術の代わりになりますか？

A 一部の病気では手術の代わりとして放射線治療が用いられることがあります。脳腫瘍など手術が難しい場所の治療に用いられる放射線治療に定位放射線治療（SRT）があります（写真4）。

SRTは主に3cm以下の小さい病気に用いられます。多方向から放射線を集中させて病気の部分に強い放射線を当てる治療です。周辺の正常な組織に放射線が当たらないように、照射精度は±1mm程度と精密です。病気の部分に当てる1回あたりの放射線の量を通常の放射線治療の数倍にして、短期間で放射線治療を行います。

最近では、肺がんや肝細胞がんなど首から下の体の治療にも応用されるようになっています。

まとめ

1. 放射線治療には副作用があるが、機械や技術の進歩で軽減することができます。
2. 治療時間を短縮する技術が開発され、患者さんの身体的な負担が軽減されてきています。
3. 手術の難しい部分については、手術を補うための放射線治療も実用化されてきています。
4. 当院では、これらの放射線治療を日常的に実施しています。

Q47 PET-CT検査って、どういうもの?

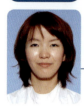
私たちがお答えします。
放射線科　医員
西森 美貴（にしもり みき）

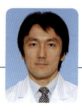
放射線科　講師
野上 宗伸（のがみ むねのぶ）

Q PET-CT検査の特徴は?

PETはPositron Emission Tomography（ポジトロン断層法）の略で、FDG（Fluorodeoxyglucose）という放射能を含むブドウ糖によく似た薬剤を患者さんに静脈注射し、そこから出る放射線を特殊なカメラで撮影します。臓器ごとではなく、一度にほぼ全身を検査します（写真1、2）。

がん細胞は正常な細胞と比べ3〜8倍（時には20倍近く）もブドウ糖を多く取り込みながら増殖する性質を持っています。このため、ブドウ糖によく似た構造を持つFDGが強く集まる所を見ることで、がんの発見や、がんに対する治療の効果判定をすることができます（写真3）。

薬剤の副作用としては、極めてまれに軽微なアレルギー反応があると言われていますが、重篤な副作用の報告はありません。

現在、PET検査の保険適用が認められているのは、早期胃がんを除く悪性腫瘍、てんかん、虚血性心疾患、心サルコイドーシスとなっています。

そのほか、当院は自費でのPET-CT検診も行っています。

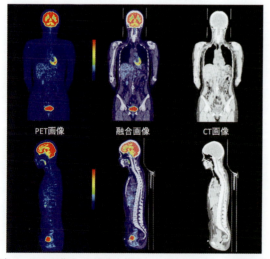
写真2　PET画像とCT画像を撮像し、両者を融合して診断します

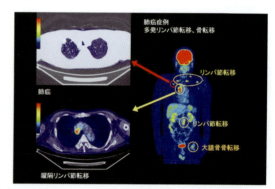
写真3　右肺がん、多発リンパ節転移、骨転移の症例

Q どんな流れで検査をするの?

【当院での検査の流れ】
PET-CTは血糖の影響を受けることから、検査の6時間前から絶食をお願いしています。水やお茶などの糖分が含まれていない飲み物は飲んでかまいません。検査前日からの運動や必要以上の発語（おしゃべり、歌など）も好ましくありません。これは筋肉にブドウ糖が使われるため、FDGが病変に集まりにくくなる可能性があるためです。

①受付：簡単な問診表に記入後、身長・体重を計測します。

Q&Aで分かる最新治療 ── 放射線科

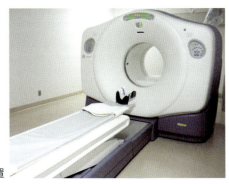

写真1　PET-CT装置

②**採血**：血糖値が非常に高いと十分な診断を行えない場合があるため、事前に採血を行います。

③**薬剤投与**：検査薬（FDG）の静脈注射を行います。

④**安静**：検査薬が体内に分布するまで、1時間ほど安静にします。その後、余分なFDGを排泄するために排尿をします。

⑤**撮影**：PET-CT装置の寝台にあおむけになり、撮影をします。撮影には約30分かかります。このとき、1回目の撮影に加えて2回目の撮影が追加されることもあります。

⑥**結果説明**：後日、主治医もしくは診断医より説明を受けます。検診の場合は、結果を郵送で送ることもできます。

　検査薬の静脈注射のときだけ痛みを伴いますが、それ以外は苦痛を伴うことはほとんどありません。受付から終了までは約2〜3時間を予定しています。

Q 被曝はありますか？

A PET-CTの検査薬による放射線被曝量は胃のX線検査と同じ程度です。放射線障害が発生した報告はありません。FDGの放射能自体も約2時間で半減します。また、検査薬は尿に排泄されるので、翌日には体に残りません。子どもさんへの検査の場合でも放射線障害が発生することはありませんが、大人に比べると被曝の量が多くなる傾向があり、検査の際には注意が必要です。

Q PET-CT検査を受ける際の注意点は？

A 妊娠中や妊娠の可能性がある方は検査ができない場合があります。授乳中の方、心臓ペースメーカーや植え込み型除細動器を装着されている方も注意が必要ですので、検査前に必ず主治医や診断医に相談してください。同じがんでも、ブドウ糖の取り込みが少ないがん、表在がん、正常でもFDGが集まる脳や肝臓などに発生したがん、1cm未満のがんなど、PET-CT検査で見えない、または見えにくいがんも存在するため、この検査だけで診断が確定するものではありません。

まとめ

1. PET-CT検査は放射能を含む検査薬を注射することによって、がんの有無や位置を高精度に確認できます。
2. 検査は安全で、痛みや苦痛はありません。
3. 全身を短時間で精査できます。
4. 検診でのPET-CT検査も行っています。

Q48 家族に口臭を指摘されましたが、病院へ行ったらよくなりますか？

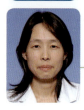

私がお答えします。

歯科口腔外科　講師

笹部 衣里
（ささべ えり）

Q 口臭って、何が原因で起こるの？

 口臭は一般的に生理的なものと病的なものに分けられ、病的なものとしては①口の中の原因によるもの②口以外の病気（全身疾患）が原因のもの③実際には口臭がないのに口臭を訴えるもの（自臭症）に分けられます。

生理的なものでは、起床直後や緊張時に唾液の分泌が減少するため口臭がしますが、食事をすることで唾液の分泌が促され、歯磨きにより口の中の細菌が減少すれば口臭はしなくなります。特に、就寝中は唾液の分泌が最も少なくなるため、起床直後の口の中の細菌数は1日のうちで最大となります。ニンニクやニラ、酒、タバコなどの飲食物・嗜好品の摂取によるにおいは時間の経過とともになくなり治療の必要はありません。

一方、病的なもので一番多いのは①口の中の原因によるものです。歯周病（歯槽膿漏症）や多数の虫歯、不十分な歯磨きおよび舌表面のこけ状のもの（舌苔）などで、口の中の細菌数は増加します。細菌は食べカスや口の中の剥がれ落ちた粘膜を分解して硫化水素やメチルメルカプタンといった揮発性硫黄化合物を産生します。これらは腐った卵や野菜のにおいがするため、口臭がするのです。

口臭の6割は舌苔（写真1）から発生すると言われていますが、これは舌の表面が平らではなく、舌乳頭と呼ばれる細かい突起が密集して細かい

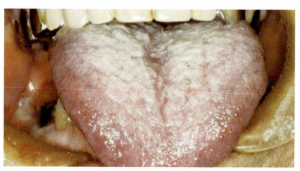

写真1　舌苔：舌に付着している白いこけ状のものです

凹凸構造になっていることで、剥がれ落ちた口の粘膜がたまりやすい上、多数の細菌が存在しているからです。さらに、薬の副作用や口呼吸などにより唾液の分泌が少なくなると、口の中を清潔にする自浄作用や殺菌作用が働かなくなるため、細菌が増え、口臭が生じます。

さらに、②口以外の病気が原因のものとしては、鼻咽腔疾患（蓄膿、扁桃炎、咽頭がんなど）、呼吸器疾患（気管支炎、肺炎、肺がん）、上部消化器疾患（食道憩室、胃がん）、代謝性疾患（肝疾患、腎疾患、糖尿病）などの病気が原因で口臭が出ることがあります。③自臭症は真面目でおとなしく、内向的な人に起こります。誤解に基づく思い込みなどによるため、よく説明して誤解を解くようにしています。

Q 口臭は、どのように診断するの？

 診断では口臭があるかどうかを人間の嗅覚で判定します。同時に、口臭の主な原因と

Q&Aで分かる最新治療 —— 歯の病気

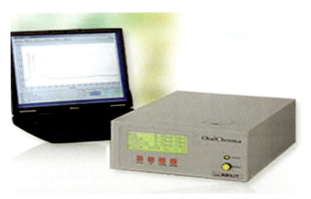

写真2　オーラルクロマ：口腔ガス中の主要口臭成分とされる揮発性硫黄化合物を硫化水素・メチルメルカプタン・ジメチルサルファイドに分離し、その濃度を測定する口臭測定器です

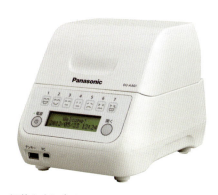

写真3　細菌カウンタ：
その場で簡単に口の中の細菌数が測定できます

されている硫化水素、メチルメルカプタンなどの揮発性硫化物の濃度を口臭検知器（写真2）で測定します。また、口の中の細菌数を細菌カウンタ（写真3）で測定するとともに、歯周病（歯槽膿漏症）や虫歯があるかどうか、歯磨きの状態、舌苔がないかなど口の中のチェックを行います。さらに、唾液の分泌量を測定します。口の中に問題がなく口以外の病気が原因と考えられる場合には呼吸器、消化器、耳鼻咽喉科、心療内科などの受診をお勧めします。

Q 口臭を予防するために、ふだん気を付けることはありますか？

A 通常の歯ブラシに加え、デンタルフロスや歯間ブラシなどを併用して歯磨きをきちんと行い、できるだけ口の中がきれいになるように心掛けてください。入れ歯を使用している方は毎食後外して清掃してください。口の中の主な口臭源は舌ですので、舌ブラシを用いて1日1回起床時に舌清掃をすることもお勧めします。

また、定期的に歯科健診で口の中のチェックと専門的歯面清掃や歯石除去を受けてください。普段の生活では、唾液が出るようにしっかりよく噛んで食べること、楽しくリラックスした状態で過ごすことが大切です。

まとめ

1. 口臭の原因の中では、舌の汚れ（舌苔）によるものが最も多いです。
2. 口臭予防で重要なのは、定期的な歯科健診です。
3. 当院では、口臭について総合的に診断し治療を行っています。

Q49 歯周病と全身の病気とは関係があるのですか？

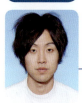

私がお答えします。

歯科口腔外科　医員

仙頭 慎哉
(せんとう しんや)

Q まず、「歯周病」って何？

A 歯周病は文字通り、歯の周りに起こる病気です。齲蝕(むし歯)と並ぶ口中の二大疾患の一つで、歯を支える骨が壊されて起こる慢性の炎症性疾患です(図1)。生活習慣病の一つに数えられ、軽症を含めると成人の約80％が罹患していると言われています。自覚症状があまりなく進行することから、歯がグラグラして痛み、それに気付いたときにはすでに手遅れ——ということがよく見られます。

歯周病の原因は歯垢や歯石に存在する細菌と細菌が作り出す毒素で、それらが炎症を引き起こし、歯を支える骨を壊していきます。

歯周病の怖いところは、原因細菌が歯の周りや口の中だけにとどまらず、歯肉の毛細血管から全身に回ってしまうことです。健常者では免疫機能により細菌は排除されますが、何らかの病気を持っている人や高齢者は抵抗力が弱く、細菌を十分に排除できないため、体内に定着してしまうことがあります。近年、その細菌が全身に起こるさまざまな疾患と関連していることが分かってきました。

Q 歯周病と全身疾患の関係は？

A 歯周病が誘因となる疾患としては、糖尿病、心臓病、脳卒中、早産・低体重児出産、肺炎などが挙げられます(図2)。まず糖尿病です。歯周病が糖尿病の合併症であるばかりでなく、糖尿病発症の危険因子であることは公に認められています。歯周病から発生する炎症性物質がインスリンの働きを弱め、糖尿病を発症させたり悪化させたりします。逆に、糖尿病の患者さんは血管の循環障害が起こっており、これによって逆に、免疫細胞が炎症箇所に運ばれにくく、歯周病の治りが悪いだけでなく悪化しやすいことが知られています(写真)。

このように歯周病と糖尿病は切っても切れない関係にあり、実際に糖尿病のある歯周病患者さんに歯周病治療をすると、糖尿病の指標であるHbA1cの値が改善したという報告が多く出ており、歯周病を治すことは糖尿病治療において非常

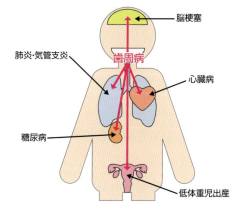

図2　歯周病と全身疾患

Q&Aで分かる最新治療 —— 歯の病気

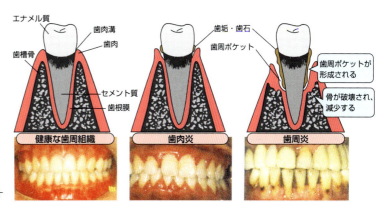

図1 歯周病の進行の様子：
歯周病とはこんな病気です

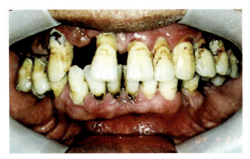

写真 糖尿病コントロールが良くない患者の口腔内：
衛生状態が悪く、歯周病が進行しています
（ひどい歯周病の治療室 http://www.perio-zero.com/ より）

に重要だということが当たり前となっています。

次に、心臓病や脳卒中などの心臓血管系疾患です。歯周病による炎症性物質が動脈の膜に侵入し、血管の細胞を障害して動脈硬化を引き起こし、血管がもろくなることで心臓病の原因になったり、細菌自体が血管の膜に定着・増殖し、塊になった後に剥がれて脳の血管に詰まり脳卒中の原因となります。さらに早産・低体重児出産についても炎症性物質が胎児の成長に影響を与え、歯周病があると早産を起こす危険が高まるとの報告があります。

したがって、妊娠前からしっかりと歯周病治療を受けておくことが健康な赤ちゃんを産むために大切です。また、高齢者の死亡原因で高い割合を占めている誤嚥性肺炎も口の中の細菌が原因となって起こります。

Q 歯周病の治療は？

A 基本的には原因である歯垢および歯石の除去や咬み合わせの調整などです。歯垢の除去をプラークコントロールといい、そのほとんどは自分自身でのケアです。

一方、歯科で器具を使って専門的に行われる歯石の除去や根面の滑沢化などをスケーリングといい、セルフケアが難しく汚れがたまりやすいところを定期的にきれいにしてもらうことも非常に大切で、このように、歯周病治療は一度だけでは終わらず、継続して定期的にチェックを受けることが大切です。口の健康は全身の健康につながります。当科では各専門科と密に連携を取りながら、「口腔内から全身の健康を管理し、全人的医療を提供する」ことに努めています。

まとめ

1. 歯周病は全身疾患と密接に関連しています。
2. 特に糖尿病を指摘された場合は、口の中も診てもらうことをお勧めします。
3. 早期治療および定期的なチェックが必要不可欠です。
4. 当科では、すぐに専門診療科（糖尿病内科、循環器内科、外科など）と連携を取れる体制があり、万全な医療が受けられます。

Q50 ナノテクノロジーと歯科医療の関係とは？

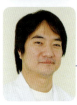

私がお答えします。

歯科口腔外科　助教
吉澤 泰昌（よしざわ やすまさ）

Q ナノテクノロジーは、現在の医療にどのように応用されていますか？

A ナノテクノロジーとはナノメーター（10^{-9} m）の大きさの物質を扱う技術です。ナノメーター微粒子を表面に結合させ、応用を期待されているものとして医療用のカテーテルがあります。カテーテルは、体外から体腔内に薬剤などを注入したり、体腔にたまった液体を体外に取り出すために使われる内径 2〜3.5 mm の細いチューブです。カテーテルはシリコンなど弾力性の高い高分子材料で作られていますが、長期間にわたって使用する場合、患者さんの体との接着部分からの細菌感染とそれに伴う病態悪化の懸念が大きな問題となっています。それは、生体とカテーテル材料との親和性が乏しいため、組織とカテーテルの隙間から細菌が侵入するためと考えられているからです。

そこで、カテーテルの基盤材料であるセラミックスの「硬い・もろい」という欠点を克服するために、生体適合性が良いと考えられているナノテクノロジーを用いたハイドロキシアパタイトのナノ微粒子をカテーテルの表面に結合させることが考案されました。例として、ソフセラ社が開発した「焼成ハイドロキシアパタイト高分散性ナノ粒子」（SHAp）が挙げられます。SHApをカテーテル表面に結合させたソフトセラミックスを皮膚直下に留置することで、細菌侵入を防ぎます。

つまり、SHApは細胞接着の乏しい材料（例えば、シリコンやポリ乳酸など）と皮膚や皮下組織細胞との接着性を向上させ、それらの細胞との高い接着強度を与えることになります（図）。

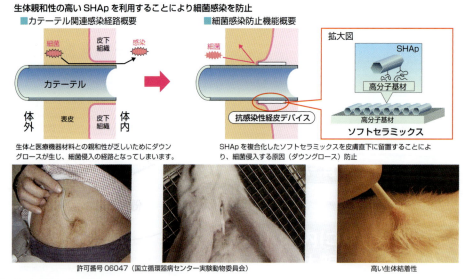

図　SHApのカテーテル表面への応用

Q&Aで分かる最新治療 —— 歯の病気

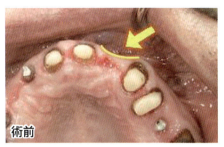
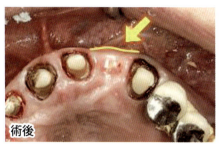

写真1　結合組織移植前後の口腔内

Q ナノテクノロジーは、歯科治療にどのように応用されていますか？

A 近年、歯科インプラント治療の需要が高まり、さまざまな口腔内環境の患者さんに対してインプラント治療が行われています。特にインプラントを埋入する部分が、歯肉退縮（歯肉がやせて薄くなっている状態）や、抜歯後の歯槽堤（歯を抜いた後にできる土手のこと）の陥没した部分が認められる場合にインプラント埋入を行うと、インプラントを埋入した部分の歯肉の幅および量が足りないため、その部分だけ補綴物（被せ物）が長くなってしまったり、インプラント周囲の炎症を引き起こす原因となります。

現在、このような患者さんに対して、結合組織（歯肉の下に存在する線維性組織）を採取し、歯肉退縮を起こしている部分に移植して歯肉造成が行われています（写真1）。しかし、移植する結合組織は主に口蓋部からであり、インプラント埋入した部位と別の部位から結合組織を採取しなければならず、手術時間の延長および患者さんの身体的負担を強いることになります。

そこで、われわれはSHApに着目し、このナノ粒子が歯肉造成の必要性がある患者さんのインプラント治療に応用できないかと考えています。

このSHApはコラーゲン線維を誘導すると言われ、軟組織が不足しているインプラントの歯槽骨の骨膜上に移植することで結合組織を再生させ、移植したSHApがコラーゲン組織に置換されることになります。現在、具体的な方法としては、SHApをヒアルロン酸などの溶媒に添加して、歯肉を増やしたい部位に注射することでSHApを移植するという、手術を必要としないより簡便な方法を動物実験レベルで検討しています（写真2）。

このことは、インプラント周囲の軟組織再生に使用される移植剤としては今までにない画期的な移植材料として考えられています。

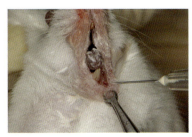

写真2　SHApの注射による移植（動物実験）

まとめ

1. ハイドロキシアパタイトのナノ微粒子は生体適合性が良好で、カテーテルの表面に結合させることにより、カテーテルと皮膚や皮下組織細胞との接着性を向上させ細菌侵入を防止します。
2. ハイドロキシアパタイトのナノ微粒子は動物実験レベルではあるが、コラーゲン誘導能があり、歯肉造成が必要な患者さんに対して有用な生体材料ではないかと考えられます。

Q51 看護のポリシーって？

Q&Aで分かる最新治療 —— 看護

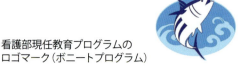

看護部現任教育プログラムの
ロゴマーク（ボニートプログラム）

私がお答えします。
看護部長
楠瀬 伴子（くすのせ ともこ）

A 看護部は約650人が所属する、病院内では一番大きな組織です。外来や病棟をはじめとする各部門において、また、組織横断的にも看護職は活動しています。

医療技術のすさまじい進歩、医療制度の改革など、医療の現場はどんどん変化しています。そんな中で私たちは、「看護専門職（かんごせんもんしょく）として、自分のビジョン（将来像）を明確化し、キャリアのクオリティを高め、組織・社会へ貢献する」という目標に向かって努力しています。

心のこもった看護と先進医療を支える看護技術を身に付け、エビデンスに基づいた実践ができる看護職を目指しています。その前に、人間性豊かで優しい心をもった人間であらねばならないとも思っています。

患者さんからの「ありがとう」というひと言に励まされたり、患者さんとの信頼関係を築く中で、専門職としての醍醐味を感じながら、最善の看護を追求しています。

看護職である限り、看護の力を信じ、看護の可能性を追求していきたいと考えています。看護職として無限大な「夢」を大切にしたいと思います。

Q52 薬剤部の役割とは？

Q&Aで分かる最新治療 —— 薬

私がお答えします。
薬剤部長
宮村 充彦（みやむら みつひこ）

A 薬剤部では、調剤、製剤、医薬品情報の管理と発信、医薬品管理、薬剤管理指導業務などさまざまな業務について、薬剤師がそれぞれの専門性を生かして協働し、「医薬品の適正使用」に貢献しています。

24時間体制で外来・入院患者さんのお薬について、医師に適切な情報の提供や処方の提案を行い、最適な薬剤が選択され、正しく使用されているか、期待通りの治療効果が得られているか、あるいは副作用が出ていないかなどをチェックしています。

最近では、病棟を中心とした業務（病棟薬剤業務）に重点を置き、入院患者さんのお薬の量や種類が適正かどうか、飲み合わせの悪い薬や食品がないかどうか、アレルギーなどの体質に合わない薬がないかどうかなどを、薬学的観点から確認しています。同時に、患者さんに副作用の兆候が現れていないかどうか、お薬の飲み方や使い方に問題はないかなどもチェックし、副作用の早期発見や防止に努めています。得られた情報は、医師など、医療スタッフにフィードバックし、有効かつ安全な薬物療法に貢献できるよう日々努力しています。

Kochi Medical School Hospital

院内紹介

院内地図

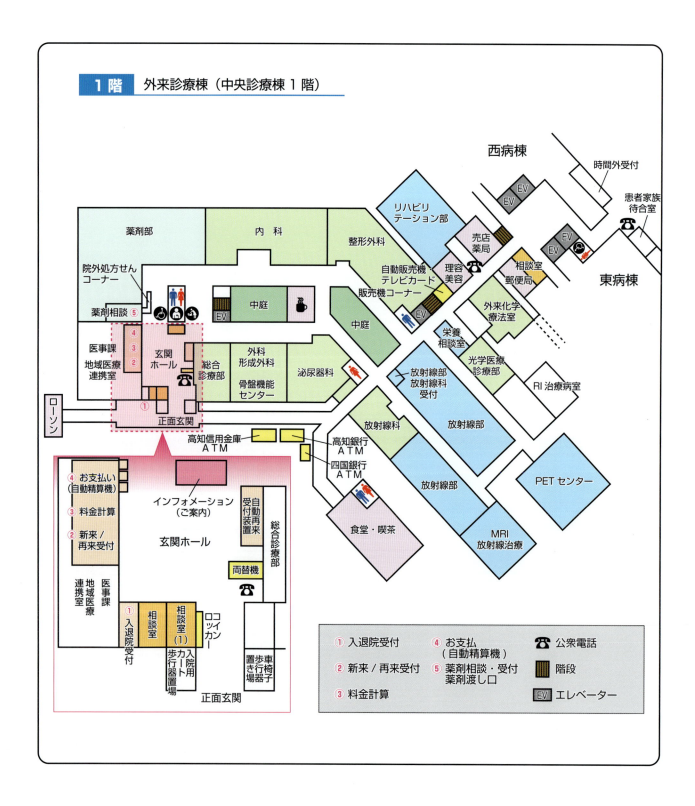

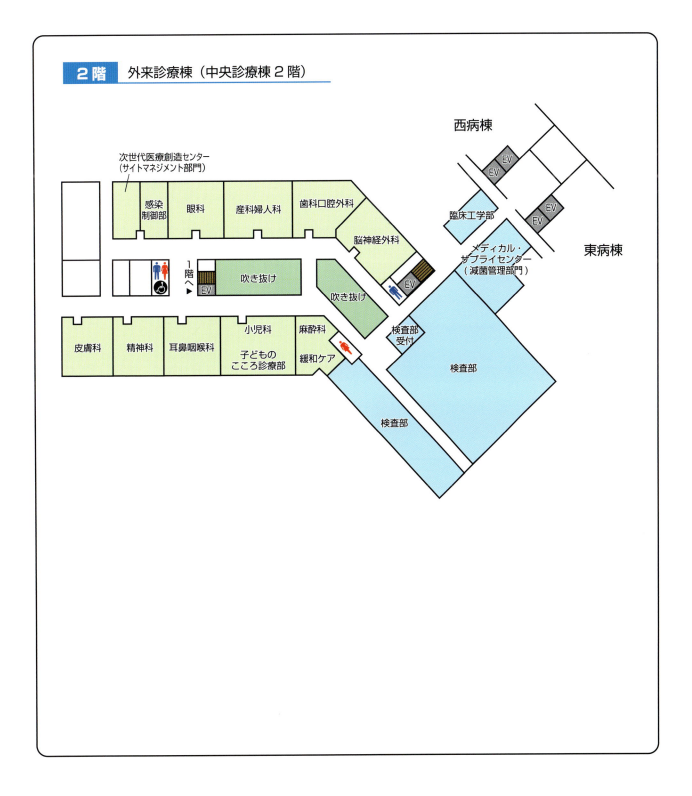

診療科案内（組織図）

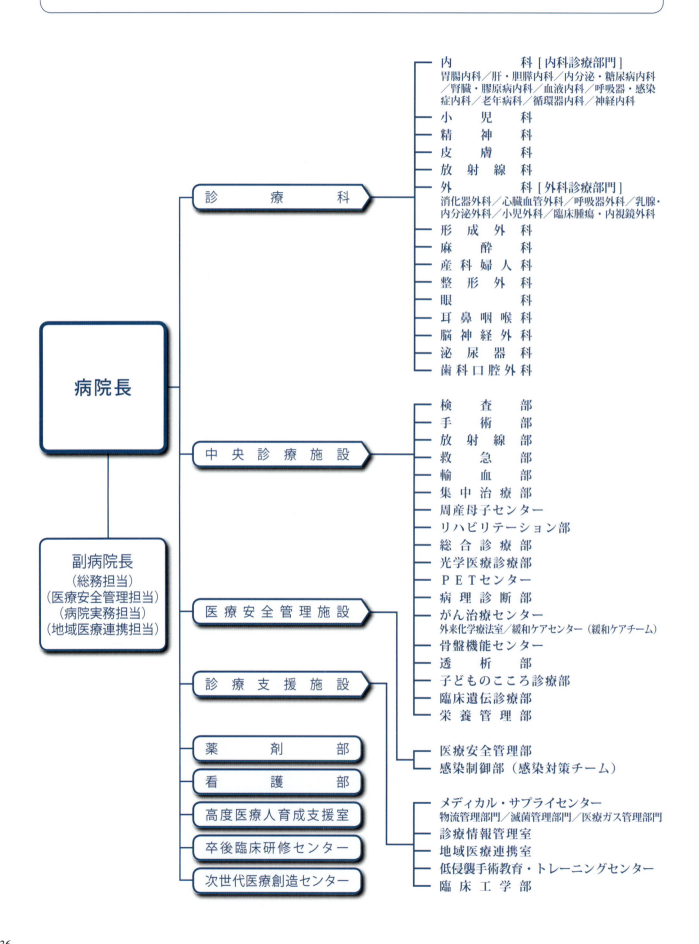

診療の上手な受けかた

患者さん自身が納得できる医療を受けるためには、診療を医師任せにするのではなく、積極的に参加することが大事です。そのために次の事をお願いします。

① かかりつけ医を持ちましょう
「かかりつけ医」を持つことをお勧めします。かかりつけ医とは、自宅近くで継続的に診てもらう医師のことです。当院は特定機能病院として急性期医療、専門的医療を行う医療機関であり、双方の医療機関が連携して治療を行うことで、効果的な医療を受けることができます。

② ご自身の状態をうまく伝えましょう
今までにかかった病気、受けた手術、家系的な病気の有無、健康診断の結果、アレルギーの有無などの記録をそろえ、さらにご自身が飲んでいる薬の名前や分量、薬の副作用の有無などを記録した「お薬手帳」なども用意して、ご自身の状態を正確に伝えるようにしましょう。
＊当院では領収証のほかに診療費明細書を発行しています。ご自身の状態を伝えるうえで重要な資料になりますので、大切にとっておきましょう。

③ 病気や治療法を理解しましょう
診察時などで大事と思ったことはメモをしてください。説明の中で分からないことや疑問に思うことをそのままにせず、その場で確かめてください。処置などが説明と違うと思ったときや、いつもと違うと感じたときは遠慮なく医療者にたずねましょう。

④ お名前を何度も何度もお伺いします
患者さんの誤認防止のため、診察・処置・検査・会計などの際にお名前を確認しています。ご自身のお名前をフルネーム（姓名）で、はっきりとおっしゃってください。

かかりつけ医について

●かかりつけ医を持つことのメリット
1. 気軽に受診して、さまざまな健康上の相談ができます。慢性的な病気の患者さんにとっては、継続した治療を受けやすくなります。
2. 専門的治療や検査、入院などが必要な場合には、適切な病院と診療科を紹介してくれます。
3. ご家族も含めて病歴、病状、健康状態を継続して把握していますので、いざというときにすばやく対応してくれます。また、病気の早期発見にもつながります。
4. 食事や運動など、日常の健康管理のアドバイスが受けられ、新たな病気の予防につながります。

●かかりつけ医を選ぶポイント
1. 患者さんの話をしっかりと聞いてくれ、気軽に相談できる。
2. 病気、治療、薬などについて、分かりやすく納得のいく説明をしてくれる。
3. 必要に応じて、適切な専門医を紹介してくれる。
4. できれば家の近くにあり、通院しやすい。

索引

症状、検査・診断方法、疾患名、治療方法やケアなどにかかわる語句を掲載しています（読者のみなさんに役立つと思われる箇所に限定しています）。

あ
- アイソトープ治療 ········· 29
- 悪性腫瘍 ················ 22
- 悪性神経膠腫 ············ 75
- 悪性新生物 ·············· 20
- 悪性リンパ腫 ············ 77
- アルツハイマー病 ··· 38, 39, 40
- アルテプラーゼ ·········· 17
- αシヌクレイン ·········· 38
- アレルギー反応 ········· 124
- 安静時振戦 ·············· 36

い
- 胃カメラ ················ 54
- 胃がん ·············· 54, 75
- 胃管再建 ················ 52
- 息切れ ·················· 44
- 胃静脈瘤 ················ 29
- 移植抗原 ················ 15
- 移植片対宿主病 ········· 119
- 痛み止め ················ 85
- 1型糖尿病 ··············· 58
- 一酸化窒素濃度 ·········· 79
- 1分1秒でも早く ·········· 47
- 医薬品の適正使用 ······· 132
- 医療用麻薬 ·············· 22
- 飲酒 ···················· 60
- インスリン ·············· 58
- インスリンポンプ ········ 59
- インターフェロン ········ 63
- インターベンショナル・ラジオロジー
  ······················· 28
- 咽頭 ···················· 96
- インプラントの感染 ····· 115

う
- ウイルス肝炎 ········ 62, 68
- 植え込み型除細動器 ··· 45, 125
- うつ症状 ················ 38
- うつ病 ·················· 42
- 運動 ···················· 37
- 運動療法 ················ 84

え
- 永久留置 ················ 72
- エイズ ················· 120
- エイズ拠点病院 ········· 120
- エイズ治療中核拠点病院 ·· 120
- 疫学調査 ················ 24
- 腋窩リンパ節郭清 ········ 10
- エコチル調査 ············ 24
- X線検査 ················ 125
- 遠隔操作 ················ 12
- 嚥下 ···················· 96
- 嚥下機能改善手術 ········ 97
- 延髄 ···················· 96
- 円錐切除術 ············· 117
- エンテカビル ············ 63

お
- 黄疸 ···················· 62
- 黄斑円孔 ············ 90, 91
- 黄斑前膜 ············ 90, 91
- 黄斑部 ·················· 88
- オーラル・アプライアンス ··· 95
- オン・オフ現象 ·········· 37

か
- 開胸手術 ················ 52
- 外照射 ·················· 72
- 回転強度変調放射線治療（VMAT）
  ······················· 123
- 開頭血腫除去術 ·········· 16
- 開放手術 ················ 13
- 外来化学療法室 ·········· 57
- 化学物質への曝露 ········ 25
- 化学療法 ················ 22
- 蝸牛 ···················· 98
- 覚醒下手術 ·········· 33, 34
- カクテル療法 ··········· 120
- 下垂体腺腫 ·············· 34
- 画像下治療 ·············· 28
- 仮想気管支鏡 ············ 76
- 合併症 ·················· 23
- 滑膜炎 ·················· 66
- カテーテル治療 ·········· 18
- 果糖 ···················· 61
- 体の片側からの発症 ······ 36
- カラー画面 ·············· 11
- がん ···················· 22
- 簡易睡眠検査 ············ 94
- 肝炎 ··················· 103
- 陥凹性瘢痕 ········· 104, 105
- 肝がん ·················· 62
- 肝機能障害 ············· 103
- 環境 ···················· 24
- 環境問題 ················ 25
- 肝硬変 ·················· 62
- 看護専門職 ············· 132
- 肝再生医療 ·············· 69
- 幹細胞 ·················· 26
- 肝細胞がん ·········· 60, 68
- 鉗子 ···················· 12
- 間質性肺炎 ·········· 76, 103
- 冠状動脈 ················ 46
- 関節の炎症 ·············· 66
- 関節MRI検査 ············· 66
- 肝切除 ·················· 68
- 関節症性乾癬 ··········· 102
- 関節超音波検査 ·········· 66
- 関節内鎮痛法 ············ 85
- 関節リウマチ ············ 66
- 感染症 ················· 103
- 肝臓専門医 ·············· 68
- 冠動脈 ·················· 45
- 肝内胆管がん ············ 68
- ガンマナイフ ············ 34
- がんの取り残し ·········· 74

き

- 偽陰性 101
- 気管支鏡検査 76
- 気管支喘息 78
- 危険因子 46
- 聴こえのスクリーニング検査 99
- 偽痛風 66
- 喫煙 46
- 揮発性硫黄化合物 126
- 気分安定薬 43
- 気持ちの落ち込み 42
- 急性心筋梗塞 46, 47
- 急性腎障害 64
- 急性白血病 118
- 休養 42
- 胸腔鏡 52
- 胸腔鏡下手術 20
- 胸腔鏡手術 53
- 狭心症 46, 47
- 強度変調放射線治療（IMRT） 72, 122
- 胸部 CT 76
- 胸部 X 線 76
- 胸部 X 線写真 48
- 胸部大動脈瘤 48
- 興味や喜びの消失 42
- 局所麻酔 76
- 禁煙外来 81
- 筋強剛 36
- 近赤外線 11

く

- 隅角検査 92
- くも膜下出血 16
- グリオーマ 34
- クリッピング手術 16

け

- 経カテーテル的動脈化学塞栓術 28
- 蛍光内視鏡 74
- 蛍光発光 74
- 経食道心エコー 50
- 形成外科 114
- 経皮的エタノール注入療法 29
- 外科領域 13
- 結核 103
- 血管拡張術 29
- 血管撮影装置 17
- 血管造影検査 47
- 血色素 74
- 血漿交換療法 101
- 血清クレアチニン値（Cre） 64
- 血栓除去術 17
- 血痰 48
- 血糖 124
- 血糖値 58
- 幻覚 38
- 健康診断 48
- 言語聴覚士 35, 99
- 原発性肝がん 68
- 原発性腎炎 64
- 原発性脳腫瘍 34
- 減量 84

こ

- コイル塞栓術 16
- 抗 IL12/23 抗体 103
- 抗 IgE 抗体 79
- 高位脛骨骨切り術 85
- 抗うつ薬 42
- 抗がん剤 22
- 抗がん剤治療 20, 57
- 交感神経 39
- 口腔 96
- 口腔ケア 53
- 高血圧 46, 48, 80
- 抗血管新生薬療法 89
- 抗血栓療法 18
- 抗コリン薬 79
- 高脂血症（コレステロール、中性脂肪の高い方、喫煙する方） 48
- 口臭検知器 127
- 抗精神病薬 43
- 光線力学的療法 89
- 高線量率組織内照射 72
- 高度技能指導医 70
- 高度障害 41
- 広背筋皮弁法 114
- 後部硝子体剥離 90, 91
- 抗リウマチ薬 67
- 声枯れ 48
- 誤嚥 53, 96
- 誤嚥性肺炎 129
- 誤嚥防止手術 97
- コールセンター 41
- 呼吸器疾患 126
- 呼吸困難 110
- 呼吸抵抗 79
- 黒質 36
- 骨髄移植 118
- 骨髄幹細胞 26
- 骨髄バンク 119
- 骨髄浮腫 66
- 骨粗しょう症性椎体骨折 86
- 骨転移 22
- 骨びらん 66
- 子どもの健康 24
- 個別化治療 83
- コラーゲン線維 131
- コラーゲン組織 131
- コルポスコピー検査 116

さ

- 細気管支炎 110
- 細菌カウンタ 127
- 再生医療 27, 59
- 臍帯血 26
- 臍帯血移植 118
- 臍帯血バンク 26
- 細胞源 27
- 細胞傷害性 T 細胞 14
- 嗄声 52
- サルコイドーシス 77
- 3 次元立体の鮮明な映像 12

し

- シーパップ（CPAP） 95
- 歯科インプラント 131
- 自家組織移植術 114
- 色素 10
- 子宮がん検診 116

子宮腔内照射 ……… 117	小児外科 ……… 112	**す**
子宮頸がん ……… 116	上皮内 ……… 74	膵全摘術 ……… 70
子宮頸部異型上皮 ……… 116	上部消化器疾患 ……… 126	膵臓 ……… 58
糸球体濾過率（eGFR）……… 64	静脈血栓塞栓症 ……… 29	膵臓がん ……… 70
自己血糖測定器 ……… 59	静脈注射 ……… 125	膵体尾部切除 ……… 70
自殺 ……… 43	初期から中期の緑内障 ……… 93	膵頭十二指腸切除 ……… 70
脂質異常症 ……… 46, 60	食道 ……… 96	髄膜腫 ……… 34
自臭症 ……… 126	食道がん ……… 52	睡眠時無呼吸症候群 ……… 94
歯周病 ……… 128	シリコンインプラント ……… 114	睡眠障害 ……… 38
歯周病（歯槽膿漏症）……… 126	視力・眼圧検査 ……… 92	頭蓋底 ……… 33
ジスキネジア ……… 37	視力や視野（見える範囲）に	スケーリング ……… 129
持続性心房細動 ……… 19	異常をきたす疾患 ……… 92	スティーブンス・ジョンソン症候群
舌表面のこけ状のもの（舌苔）	腎移植 ……… 64	……… 100
……… 126	新型認知症 ……… 38	ステロイド点滴療法 ……… 65
自動車運転 ……… 41	深下腹壁動脈穿通枝皮弁法	ステロイドパルス療法 ……… 101
シナジス® ……… 111	……… 114	ステント ……… 47
歯肉造成 ……… 131	新規抗がん剤治療法 ……… 70	ステントグラフト内挿術 ……… 48
脂肪肝 ……… 60	心筋梗塞 ……… 80	ステント留置術 ……… 29
視野狭窄 ……… 34	神経膠腫 ……… 34	3D画像 ……… 32
若年期認知症 ……… 40	神経鞘腫 ……… 34	
視野検査 ……… 92	神経内視鏡 ……… 16	**せ**
集学的治療 ……… 20	神経内視鏡手術 ……… 33	性機能障害 ……… 73
周術期血糖管理法 ……… 71	神経ブロック ……… 85	正常眼圧緑内障 ……… 92
重症呼吸器感染症 ……… 111	心原性脳梗塞 ……… 18	青少年の喫煙 ……… 80
集束超音波治療 ……… 22	人工関節置換術 ……… 85	精神症状 ……… 38
十二指腸胆管温存膵頭部全切除	人工血管置換術 ……… 48	生物学的製剤 ……… 67
……… 70	人工膵臓 ……… 71	清涼飲料水 ……… 61
終夜睡眠ポリソムノグラフィー（PSG）	人工内耳 ……… 98	咳 ……… 48
……… 94, 95	人工内耳埋込み術 ……… 98	脊椎関節炎 ……… 66
重粒子線 ……… 72	人工乳房 ……… 114	脊椎 minimum invasive surgery（MIS）……… 87
手術 ……… 20	腎生検 ……… 64	舌苔 ……… 126
手術療法 ……… 93	新生児 ……… 112	線維柱帯切開術 ……… 93
出生前診断 ……… 106	振戦 ……… 36	線維柱帯切除術 ……… 93
出生コホート調査 ……… 25	心臓エコー検査 ……… 44	尖圭コンジローマ ……… 116
術中ナビゲーション ……… 33, 50	心臓血管外科専門医 ……… 48	線条体 ……… 36
受動喫煙 ……… 80	心臓再同期療法 ……… 45	染色体異常 ……… 106
腫瘍 ……… 112	心臓バイパス手術 ……… 47	全身性エリテマトーデス ……… 66
腫瘍壊死因子（TNF）阻害薬	心臓病 ……… 128	喘息 ……… 80
……… 103	心臓ペースメーカー ……… 125	センチネル（見張り）リンパ節生検
腫瘍抗原 ……… 14	心不全 ……… 44	……… 10
焼成ハイドロキシアパタイト高分散性ナノ粒子 ……… 130	腎不全 ……… 64	先天奇形 ……… 112
小切開硝子体手術 ……… 91	心房細動 ……… 18	先天性心疾患 ……… 111
小線源治療 ……… 72	心理教育 ……… 43	
	心理・社会的療法 ……… 42	

そ

- 造影剤 ･･････････････ 97
- 早期胃がん ･･････････ 54
- 早期回復 ･･････････････ 85
- 早期の社会復帰 ････････ 13
- 増強療法 ･･････････････ 43
- 造血幹細胞 ･･････････ 118
- 造血幹細胞移植 ･･････ 118
- 早産児 ･･････････････ 110
- 早産・低体重児出産 ････ 128
- 塞栓・硬化療法 ････････ 29
- そけいヘルニア ･･････ 112
- 咀嚼 ･･････････････････ 96

た

- 体外循環 ･･････････････ 50
- 胎児機能不全 ･･････････ 27
- 代謝性疾患 ･･････････ 126
- 大腸がん ･･････････････ 56
- 大動脈解離 ････････････ 50
- 大量ガンマグロブリン療法 ････････ 101
- ダウン症 ････････････ 106
- ダウン症候群 ････････ 111
- 唾液の分泌 ･･････････ 126
- 多関節機能 ･･････････ 12
- 多血症 ････････････････ 80
- 多数の虫歯 ･･････････ 126
- タバコ ･･･････････････ 80
- タバコ依存症 ････････ 80
- 多発性脳梗塞 ･･････ 38, 39
- 単孔式腹腔鏡手術 ･････ 56

ち

- 小さな腎がん ･･････････ 13
- 中期から末期の緑内障 ････ 93
- 中心静脈 ････････････ 108
- 中心静脈ポート留置術 ･･ 29
- 虫垂炎 ･･････････････ 113
- 中毒性表皮壊死症 ･･･ 100
- 超音波 ･･････････････ 22
- 超音波気管支鏡 ･･･････ 77
- 聴覚訓練 ･･････････････ 99
- 聴神経鞘腫 ････････････ 34
- 超低出生体重児 ･･････ 108
- 直腸出血 ･･････････････ 73

つ

- 通院 ･･････････････････ 22
- 疲れやすさ ････････････ 42
- 爪乾癬 ･････････････ 102

て

- 手足の痛み ････････････ 66
- 手足の腫れ ････････････ 66
- 定位的放射線治療 ･･････ 34
- 定位放射線治療（SRT）･･ 123
- 低出生体重児 ･･････････ 27
- 低侵襲手術 ････････････ 20
- 低侵襲治療 ････････････ 29
- 低侵襲な手術 ･･････････ 13
- 低体重児 ･･････････････ 80
- ティッシュ・エキスパンダー ････････ 114
- テノフォビル ･･････････ 63
- 転移性肝がん ･･････････ 68
- 転移性脳腫瘍 ･･････････ 34
- 電気けいれん療法 ･･････ 43
- 電気刺激 ･･････････････ 35
- 点滴注射 ･････････････ 103
- 天然アミノ酸 ･･････････ 74
- 投影表示 ･･････････････ 20

と

- 凍結・保存 ････････････ 27
- 透析 ･･････････････････ 64
- 動注化学療法 ･･････････ 29
- 同定率100％ ･･････････ 11
- 糖尿病 ･･････ 46, 48, 60, 128
- 糖尿病網膜症 ･･････････ 90
- 動脈硬化症 ････････････ 48
- 動脈瘤 ････････････････ 48
- ドーパミン ････････････ 39
- 突然死 ････････････････ 46

な

- 内耳 ･･････････････････ 98
- 内視鏡 ････････････････ 96
- 内視鏡検査 ････････････ 54
- 内視鏡手術 ････････････ 12
- 内視鏡手術支援ロボット ･･ 12
- 内視鏡治療 ････････････ 54
- 内視鏡的粘膜下層剥離術 ･･ 55
- 内視鏡的粘膜切除術 ･･･ 55
- 内照射 ････････････････ 72
- ナノテクノロジー ････ 130
- ナビゲーション ････････ 76
- ナビゲーション手術 ･･･ 32
- 軟骨 ･･････････････････ 84
- 軟組織再生 ･･････････ 131

に

- ニコチン ･･････････････ 80
- ニコチン依存症 ････････ 80
- 二次性腎障害 ･･････････ 64
- 乳がん ･･････････････ 114
- 乳腺外科 ････････････ 114
- 乳房再建 ････････････ 114
- 乳輪・乳頭の再建手術 ･･ 115
- 尿蛋白 ････････････････ 64
- 尿道狭窄 ･･････････････ 73
- 人間の嗅覚 ･･････････ 126
- 認知行動療法 ･･････････ 43
- 認知症 ･･･････････ 38, 80
- 認知症疾患センター ･･･ 41
- 妊婦 ･･････････････････ 27

ね

- 狙い組織診 ･･････････ 116

の

- 脳血管障害の総称 ･･････ 16
- 脳血管性認知症 ････････ 40
- 脳血管内治療専門医 ･･･ 17
- 脳梗塞 ･････････････ 16, 18
- 脳出血 ････････････････ 16
- 脳腫瘍 ･･････････ 33, 34, 75
- 脳性麻痺 ･･････････････ 26
- 脳卒中 ･････････ 16, 80, 128
- 脳動脈瘤 ･･････････････ 16
- 膿疱性乾癬 ･･････････ 102
- 膿瘍ドレナージ ････････ 29

は

- パーキンソン病 …… 38, 39
- 肺炎 …… 53, 80, 110, 128
- 肺がん …… 20, 76, 82
- 肺がん根治手術 …… 20
- 肺気腫 …… 78
- 肺機能検査 …… 78
- 肺静脈 …… 18
- 肺塞栓 …… 53
- ハイパーアイメディカルシステム (HEMS/Hyper Eye Medical System) …… 11
- ハイリスク妊娠 …… 26
- 拍動するしこり …… 48
- 播種状紅斑丘疹型薬疹 …… 100
- 白血病 …… 26
- パッチテスト …… 101
- バルーン下逆行性経静脈的閉塞術 …… 29
- 反回神経 …… 52
- 反回神経麻痺 …… 52

ひ

- 非アルコール性脂肪性肝炎 (Non-Alcoholic Steatohepatitis; NASH ナッシュ) …… 60
- ヒアルロン酸 …… 85
- 鼻咽腔疾患 …… 126
- 皮下注射 …… 103
- 光干渉断層計 …… 89
- 光力学診断 …… 74
- 肥厚性瘢痕 …… 104
- 膝関節 …… 84
- 微小ながん …… 74
- ヒト白血球抗原(HLA)class I分子 …… 14
- ヒトパピローマウイルス（HPV） …… 116
- ヒト免疫不全ウイルス …… 120
- 被曝 …… 73
- 被膜拘縮 …… 115
- 肥満 …… 60
- 病診連携 …… 103
- 病棟薬剤業務 …… 132

ふ

- 5-アミノレブリン酸 …… 74
- 腹腔鏡 …… 113
- 腹腔鏡下手術 …… 13, 20
- 腹腔鏡下手術の認定施設 …… 13
- 腹腔鏡手術 …… 56
- 腹腔鏡を使用した肝切除 …… 69
- 腹水 …… 62
- 腹直筋皮弁法 …… 114
- 腹部触診 …… 48
- 腹部大動脈瘤 …… 48
- 不十分な歯磨き …… 126
- 婦人科領域 …… 13
- 不整脈 …… 18
- 不妊 …… 80
- 不妊の原因 …… 34
- プラークコントロール …… 129
- フラクショナルレーザー …… 104, 105
- プロテアーゼ阻害薬 …… 63
- 分子標的薬 …… 20, 82

へ

- 閉塞性動脈硬化症 …… 29
- ペースメーカー …… 45
- β2刺激薬 …… 79
- ペグインターフェロン …… 63
- ペプチド免疫療法 …… 14
- ペプチドワクチン …… 15
- 変形性関節症 …… 66
- 変形性膝関節症 …… 84
- 扁摘パルス療法 …… 65
- 扁桃腺摘出術 …… 65

ほ

- 膀胱がん …… 13, 75
- 放射線管理区域 …… 10
- 放射線障害 …… 125
- 放射線治療 …… 20, 22, 29, 53, 72, 122
- 放射線同位元素（RI） …… 10
- 放射線同時併用化学療法 …… 117
- 放射線被曝量 …… 125
- 放射能 …… 124
- 保険適用 …… 13
- 補聴器 …… 98
- 発作性心房細動 …… 19

ま

- 末梢血幹細胞移植 …… 118
- 慢性腎臓病 …… 64
- 慢性閉塞性肺疾患 …… 78

み

- 未治療期間 …… 40
- 脈絡膜新生血管 …… 88, 89

む

- 無気肺 …… 53
- むくみ …… 44
- 無侵襲的出生前遺伝学的検査 …… 107
- 無動 …… 36
- 胸の痛み …… 46, 47

め

- メタボリック症候群 …… 60
- 免疫チェックポイント阻害剤 …… 14
- メトトレキサート …… 67
- 免疫不全 …… 111
- 免疫療法 …… 34

も

- 妄想 …… 38
- 網膜硝子体手術 …… 90, 91
- 網膜剥離 …… 90, 91
- 網膜光干渉断層計（OCT） …… 92
- 目標達成 …… 67
- モニター …… 50
- 門脈圧亢進症 …… 29

や

- 薬剤性過敏症症候群 …… 100
- 薬疹 …… 100
- 薬物治療 …… 37
- 薬物療法 …… 42, 93, 132
- 薬物療法が治療の主体 …… 93

ゆ

誘発試験 ･･････････････ 101

よ

陽子線 ･･････････････････ 72
羊水検査 ･････････････ 106
腰椎椎間板ヘルニア ････････ 86
腰椎変性すべり症 ･･･････ 86
腰痛や腹痛 ･････････････ 48
腰部脊柱管狭窄症 ･･･････ 86
葉緑素 ････････････････ 74
40歳以上では約5％ ･･･ 92

ら

ラジオ波焼灼療法 ･･････ 29

り

リウマチ性多発筋痛症 ･･･ 66
リザーバー ･････････････ 29
離脱症状 ･･･････････････ 80
リハビリテーション ･････ 97
リバビリン ･････････････ 63
粒子線治療 ･････････････ 72
流早産 ･････････････････ 80
領域郭清 ･･･････････････ 52
リン酸カルシウム骨セメント
　････････････････････ 86
臨床試験 ･･･････････････ 57
リンパ球刺激試験(DLST) ･･･ 101
リンパ節結核 ･･････････ 77
リンパ節転移 ･･････････ 77
リンパ浮腫 ･････････････ 10

れ

レーザー療法 ･･････････ 93
レビー小体型認知症 ････ 38, 39

ろ

ロコモティブシンドローム ･･ 84

A

AIM法 ･･････････････････ 55

B

B型肝炎 ････････････････ 62

C

COPD ････････････････ 78
CT ･････････････････････ 20
CTガイド下生検 ･･･････ 29
C型肝炎 ････････････････ 62

D

DATスキャン ････････････ 39

E

EBUS ･･････････････････ 77
EBUS-GS ･･･････････････ 77
EBUS-TBNA ････････････ 77
EGFRチロシンキナーゼ阻害薬
　････････････････････ 82
EGFR遺伝子 ･･･････････ 82
EMR ･･････････････････ 55
ESD ･･････････････････ 55

F

FDG（Fluorodeoxyglucose）
　････････････････････ 124
FDGの半減 ････････････ 125

H

HLA分子 ･････････ 14, 15
HPV型判定検査 ･･･････ 117

I

IgA腎症 ････････････････ 65
IMRT ･････････････････ 122
iPS細胞 ････････････････ 59

M

MIBG心筋シンチグラフィー ･･･ 39
MRI ･･････････････････ 22
MRガイド下集束超音波治療 ･･･ 22

N

NBI ･･････････････････ 55

O

O脚 ･･････････････････ 84

P

PET ･･･････････････ 20, 124
PET-CT ･･････････････ 29
PET-CT検診 ･････････ 124
Positron Emission Tomography
（ポジトロン断層法）･･････ 124
Projection mapping ･･････ 20

R

RSウイルス感染症 ･････ 110
rt-PA静注療法 ･･････････ 17

S

SRT ･･････････････････ 123

T

Treat to Target:T2T ････ 67

V

VMAT ････････････････ 123

W

WT1ペプチドワクチン療法
　････････････････････ 83
WT1免疫療法 ････････････ 15

高知大学医学部附属病院

〒783-8505 高知県南国市岡豊町小蓮185-1　　TEL.088-866-5811（代表）
http://www.kochi-ms.ac.jp/~hsptl/index.html

- ■カバーデザイン／松田晴夫（クリエイティブ・コンセプト）
- ■本文デザイン／久原大樹（スタジオアルタ）
- ■本文DTP／濵先貴之（M-ARTS）
- ■カバーイラスト／嶋津まみ（JOY）
- ■本文イラスト／嶋津まみ（JOY）　久保咲央里（デザインオフィス仔ざる貯金）
- ■図版／岡本善弘（アルフォンス）
- ■編集協力／山田清美
- ■編集／西元俊典　橋口 環（南々社）

高知大学医学部附属病院の最新治療がわかる本　Q&A方式

2015年1月30日　初版第1刷発行

編　著／高知大学医学部附属病院
発行者／出塚 太郎
発行所／株式会社 バリューメディカル
　　　　東京都港区芝4-3-5 ファースト岡田ビル5階
　　　　〒108-0014
　　　　TEL　03-5441-7450
　　　　FAX　03-5441-7717
発売元・編集／有限会社 南々社
　　　　広島市東区山根町27-2　〒732-0048
　　　　TEL　082-261-8243

印刷製本所／株式会社 シナノ パブリッシング プレス
※定価はカバーに表示してあります。

落丁・乱丁本は送料小社負担でお取り替えいたします。
バリューメディカル宛お送りください。
本書の無断複写・複製・転載を禁じます。

©Kochi Medical School Hospital,2015.Printed in Japan
ISBN978-4-86489-030-4